中山大学公共行政丛书

Toward A Regulatory State
A Study of Food Safety

走向监管国家
——以食品安全为例

刘亚平 著

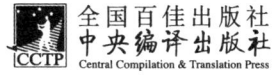
全国百佳出版社
中央编译出版社
Central Compilation & Translation Press

目录 | Contents

导论 ...... / 1
  一、监管国家的兴起：全球性浪潮 ...... / 1
  二、为什么以食品安全为例 ...... / 6
  三、本书的基本结构 ...... / 8

第一章　理解政府监管 ...... / 12
  一、市场失灵的救治 ...... / 13
  二、保护权利 ...... / 16
  三、化解风险 ...... / 18
  四、治理工具 ...... / 22
  五、讨论：食品安全监管的学理分析 ...... / 26

第二章　中国食品安全监管体制：变革与挑战 ...... / 31
  一、主要监管机构及其沿革 ...... / 32
  二、协调的努力 ...... / 45
  三、中国食品安全监管全图 ...... / 50
  四、讨论：症结在于"多头管理"吗？ ...... / 52

第三章　对大企业的监管：以"三聚氰胺奶粉"事件为例 … / 57
一、三鹿奶粉事件回放 … / 58
二、三鹿事件体现出的基本处理模式 … / 64
三、毒奶粉为何卷土重来 … / 69
四、讨论：真的管不胜管、防不胜防？ … / 82

第四章　对食品小作坊的监管：以广东省为例 … / 87
一、广东食品小作坊的基本情况 … / 88
二、食品小作坊的监管历程 … / 90
三、政府监管的发展逻辑 … / 102
四、讨论：中国在走向监管国家吗？ … / 108

第五章　中国食品安全的监管困局 … / 110
一、"有限准入"的监管理念下的设租之争 … / 110
二、运动式地围堵"无证"催生机会主义文化 … / 114
三、过度依赖正式处罚引起"管不胜管、防不胜防" … / 117
四、无限责任的深渊带来监管人员不能承受之重 … / 120
五、讨论：中国式监管国家的特点 … / 123

第六章　美国进步时代的食品监管改革 … / 128
一、改革的起因 … / 129
二、改革的动力 … / 132
三、拉锯战 … / 136
四、打破僵局 … / 140
五、改革的成果 … / 143
六、讨论：中国可以从中学习什么？ … / 147

第七章　英国现代监管国家的建构 … / 149
一、自我监管的天堂 … / 149
二、民营化推动下的英国监管国家发展 … / 151

三、监管国家的进一步扩张 ……………………………… / 155
　　四、监管国家的英国特色及其启示 ……………………… / 159

第八章　破解监管困局 ……………………………………… / 166
　　一、走向开放准入 ………………………………………… / 167
　　二、促进公众的参与 ……………………………………… / 175
　　三、构建监管能力 ………………………………………… / 180

参考文献 …………………………………………………………… / 189
附录：主要食品监管部门的监管方式 ………………………… / 207
后　记 …………………………………………………………… / 216

导 论

一、监管国家的兴起：全球性浪潮

在大量尝试描述当代经济治理的变化本质的术语中，监管是一个特别流行的词汇（Moran, 2002）。有人提出我们生活在一个"监管国家"的时代（Majone, 1994, 1997; Loughlin and Scott, 1997; Hood, Scott, James, Jones and Travers, 1999）。它表明现代国家正在越来越多地强调使用权威、规则和标准，来取代之前通过国家所有、公共补助和直接供给提供的服务（Hood, Scott, James, Jones and Travers, 1999：3）。在这些国家里，权力常常是通过监管框架而不是通过垄断暴力或提供福利得以体现（Walby, 1999），或者表现为监管职能相对于国家的其他基本职能如再分配、宏观经济稳定的重要性日益增加，甚至出现了以其他职能为代价的增长（Majone, 1996）。监管国家的表述，强调的是国家作用之重心所在，并无"排他"之性质在内。① 尽管许多国家进行着以"解除监管"为旗号的改革，但实际上并不存在着监管的全盘瓦解而回归完全自由放

---

① 同样的比喻，我们可认为现在法治国家的特色为"司法国"或"法官国"，表彰了司法权力与法官角色之重要性之逐年加深加重，并不意味着在这种类型的国家里，司法权力可以横行无阻，而行政与立法权力则萎缩了。参见陈新民：《公法学札记》，中国政法大学出版社2001年版，第42页。

任的状态,而是解除监管和重新监管的某种混合,改革带来的往往是国家的新角色而非减少国家的影响。因此,正如马加恩(Majone,1997)所言,改革的本质不是解除监管,而是如何以更灵活的方式实现监管目标。比如,通过污染收费来取代环境标准并不是取消了对环境的监管,而是引入了不同的、可能更有效的政策工具。即使是在市场最发达的国家,企业也广泛地依赖政府使用监管体制为成功的市场提供条件(Vogel,1998)。市场自由化和监管并非对立,相反,市场自由化往往要求建立更多的、或者新的监管。正是从这个意义上,监管国家的兴起成为当代的一种全球化浪潮。世界经合组织(OECD)甚至认为,20世纪监管国家的出现是发展现代工业文明必不可少的一步(1995)。

美国是现代监管国家的原型,在近一个世纪的时间里,监管国家是美国的独特标识。① 自进步时代以来,美国开始建立大规模的独立监管机构来实现对商业和社会的监管,希望通过专业技术人员的力量来对抗日益集中化的大工业,实现对市场竞争的保护和对消费者权益的保护。一些按照民主程序运作、在政治上具有一定独立性的专业性监管机构的出现,使美国从消极的守夜型国家转换为积极的监管型国家。美国式监管国家的特点表现为:主要依靠市场机制配置资源,即使必须由政府提供的公共服务,政府也往往利用采购的方式实现;政府通过独立的监管机构对企业和生产进行干预,这些监管机构主要由具有专业知识的人士组成,以公开的程序按照法律授权对行业实施专业化监管(Sustein,1990)。独立监管机构集标准设立、监督和执行于一身,权力极为强大,被看作是在原"立法"、"司法"、"行政"三权之外的第四种权力。20世纪70年代以来,一些国家看到美国那种受监管的民营企业比国有国营更有效率,因而模仿美国对电力、电信等传统国有企业进行了私有化改革,并建立了一批独立的监管机构。② 随着世界范围内私有化以及通过自主的监管机构进行的治理改革的展开,监管国家不再只是美国的特色,欧盟、

---

① Stephen Breyer (1982) 认为,1887年美国"州际商务委员会"的成立是美国现代监管型国家兴起的起点。

② 在国家电力监管委员会于2003年在北京举行的一次关于电力监管的研讨会上,英国首任电力监管机构主席 Stephen Littlechild 特别强调了美国监管型国家对英国监管改革的借鉴意义。

拉美和东亚都已经逐渐体现出监管国家的雏形（Lodge，2008）。下图展示了独立监管机构在世界 36 个国家的扩展情况。由此可以明显看到，自 1987 年以来，独立监管机构的数量急剧增加。

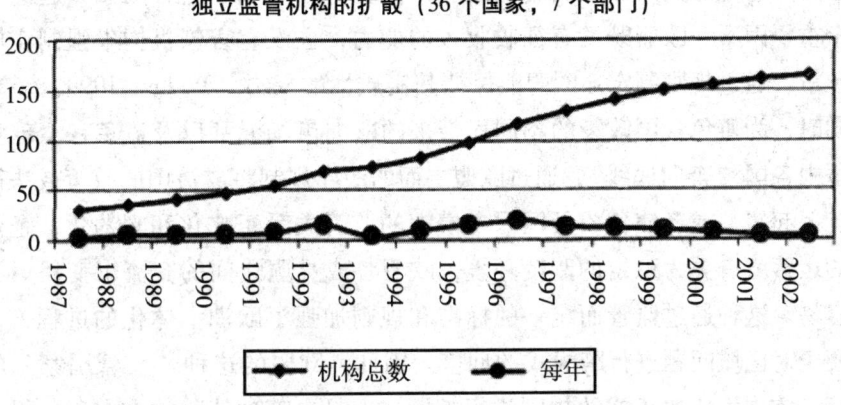

独立监管机构的扩散（36 个国家，7 个部门）

来源：Levi-Faur and Sharon, 2004

尽管许多国家都在建立独立的监管机构，但因历史渊源和制度环境的差异，各国在监管国家的表现和特色上又各不相同。欧洲各国常常被认为是福利国家的典型，但在 20 世纪 70 年代末以来美国开始监管改革后，欧洲各国也开始重新定位政府与市场的关系。英国率先开展了一系列针对原有国有企业效率低下的改革，大规模的私有化带来的控制权的丧失使得英国政府希望通过监管施加的控制来填补权力的空白（Moran，2003：4）。同时，传统社会的信任基础逐渐瓦解，建立在政府精英和企业之间的信任和默契之上的制度不再能够为公众提供信心，加上社会的风险承受能力减弱，在这样的背景下，正式的规则体系在政治和社会生活中的作用越来越重要，现代监管国家在英国逐渐发展起来，表现为：政府更多地依靠规则制定而非支出来解决市场问题；重要的决策权被授予一些享有相当政治独立性的技术实体；公私领域之间的规则和责任日益正式化和法典化；以及监管技术日益多样化，特别是强制性自我监管和元监管①的出现（Levi Faur and Sharon, 2004）。

和英国类似，在欧盟，监管国家的兴起也与"积极的"福利国家的衰竭相关。此外，缺乏实质性权力资源的欧洲委员会为使自己对政策内容产生尽可能大的影响而进行的一系列努力也构成了监管国家兴起的一个重要因素。欧盟既没有征收收入的能力，也没有官僚机构来强制实施政策，通过规则制定，欧盟能保持其实质性的权力（Walby, 1999：66）。同时，为避免各国政策的不同而带来的欧洲市场混乱以及避免在全球竞争中各国"奔向底线"，通过欧盟层面的法律规制将成员国的政策或法律统一起来，或者使各成员国原本模糊的监管关系正式化和契约化，企业的运营就有更为稳定的制度环境，欧盟各成员国之间的交流也变得更为容易。这种通过监管而统一的标准和规则加强了欧洲一体化的进程，也便于对区域问题进行跨国式的回应。因此，欧盟的这种"监管国家"的特点体现为依赖正式的规则进行控制，但是，其独特的地方在于，很多新的监管体制都是通过自愿的协议建立的，而无需诉诸强有力的执行机制，并明显无视"国家主权"这样的价值。因为国家的作用不明显，一些学者甚至认为，更适合用"监管资本主义"来指称这种监管类型（Levi-Faur, 2005）。

而在东亚，以日、韩为代表的国家不像欧洲国家那样由大量的国有企业来实现政府的多重目标，也不像美国那样通过复杂的法律和独立监管机构来约束企业，而更注重政府与企业之间的紧密联系，这被称为"市场亲善模式"。但随着日本经济的疲软与停滞，人们开始反思政府与市场的关系。有研究认为，日、韩在高速经济增长时期所采用的那种管理模式已经不适应全球化竞争的需要，必须进行面向市场的改革，而建立以市场为基础的现代监管体系将是发展的方向（徐梅，2003；OECD, 1999）。

综观美国、欧盟、日本等国政府—市场关系的演变，我们可以宣称：监管国家的兴起正在成为当代一种全球化浪潮。这一浪潮表明，监管的

---

① 所谓元监管，是指对监管的监管，即对企业监控自己产品质量的机制进行监管。在Moran（2003）看来，这是一个进步，因为监管者认识到，与其直接对社会和个体行为进行监管，还不如对监管过程本身进行监管。

增加和正式化带来的是一种社会和文化的变迁，代表着一个重视正式规则和制度甚于私人关系的社会、一个重视专家知识甚于个人信息和个人判断的社会的兴起。在一些地方，监管国家的兴起代表的是政府对市场更多的入侵，如美国；在一些地方，监管国家的兴起代表的是政府对市场的解放，如英国。

在中国，自20世纪70年代以来，随着市场化改革的不断推进，经济建设取得了举世瞩目的成就，同时，政府对市场的控制方式也悄然发生了改变，国家计划让位于市场力量，经济管理部门被精简和撤并，经济官僚机构的能力和效率得到提升，一系列新的旨在保障人民群众生命健康和生活质量的监管机构涌现，这些似乎都表明一种新型的政府治理模式正在中国兴起。一些学者断言，中国正在由传统的全能主义的指令型政府向一个建立在法制、专业和独立基础上的监管国家迈进（Pearson, 2005, 2007; Shue, 1995; Yang, 2001, 2004; Heilmann, 2005）。OECD（2005）也认为中国近年来的一些改革与其所倡导的监管国家改革十分类似。还有一些学者对此提出质疑，认为中国并未走向所谓监管型国家模式，在国家和市场关系上仍然强调政府的强势介入和引导，政府的主要功能是推动经济发展，是典型的发展型国家模式（Oi, 1995, 1998; Waldner, 1999）。有学者认为，中国的监管源自计划经济的惯性和本能，是政府借助于行政垄断权来保护自己在其他方面的利益，是利用垄断特权谋求所有者利益的结果（张维迎，2001），因此，这种监管和发达国家的独立监管模式是完全不同的。更有人认为，政府对经济发展的介入远超过了发展型国家，而呈现出一种掠夺主义与寻租取向，把经济发展的成果据为己有，进入一种掠夺型国家模式（Lu, 2000; Sargeson and Zhang, 1999; Wedeman, 1997）。那么，究竟如何看待中国政府对市场控制方式的变化？在现代国家的发展过程中，各国都或迟或早地建立起了自己的政府对市场控制的模式，从而表现出不同的监管方式和特色。在中国，监管国家的兴起是否只是全球化浪潮中的随波逐流，抑或有一种独特的中国模式的监管国家出现？笔者相信，对中国式监管国家的发展和变迁的研究，尤其是对中国经验的提炼将会大大推动国际学界对于全球监管国家浪潮的理解。

二、为什么以食品安全为例

现代国家建构有两个关键层面：税制改革和监管改革。统治者有着强烈的激励推动税制改革，因为这与统治者所能够直接控制的财政资源密切相关（Levi, 1989）。而监管改革方面的激励则弱得多。但是，作为处理国家与市场关系的最根本的一项改革，监管改革将直接决定一国的市场是否能够健全地发展，因此是现代国家建构所无法回避的问题。如何在鼓励经济主体自由发展的同时对干扰市场运作的力量施加必要的控制，而又不回归于计划经济时代对企业的指令性控制，这是转型中国面临的重大挑战。中国必须找到适合自己的市场与政府之间微妙的均衡点。

本书将以食品安全为例来探讨中国监管国家的发展过程。之所以选择食品安全，一是因为现代社会的发展使得食品安全问题越来越突出，科学的发展使得各种各样的化学物品、添加剂不断涌现，技术进步的副作用在食品领域体现得非常明显，转基因技术、食品添加剂、农药残留等对人体健康的潜在影响已经越来越多地受到关注，面对日益复杂的食品市场，消费者越来越没有能力去判断食品的质量，个人显得无能为力，因此越来越仰仗政府。食品安全构成对政府治理能力的重大拷问，是每一个国家在现代化、工业化过程之中必须面对的问题，也是发达资本主义国家目前仍然在努力应对的挑战。

二是我国是食品大国。工业产值方面，1993 年至 1998 年，我国食品工业总产值由 3430 亿元增至 6000 亿元，平均每年递增 12%，2007 年我国食品工业总产值更是首破 2.6 万亿元，2008 年全国食品工业实现工业总产值 3.43 万亿元。2009 年我国食品工业总产值预期突破 4.9 亿元。从业人员方面，2007 年食品工业规模以上企业全行业从业人员总计达 519.47 万人，企业数量在不断上升，2007 年食品工业的企业数较 2003 年增加了 10139 家，增加 52.76%。① 从食品消费上来看，我国 13 亿人口更是构成一个非常庞大的消费市场。因此，无论从工业产值，还是从业人

---

① 以上数据参见：《2009 中国工业化蓝皮书》，社科文献出版社 2009 年版。

员,还是企业数量,或者是消费市场来看,食品都非常重要,因此也是探讨政府和市场关系中不可忽略的重要领域。

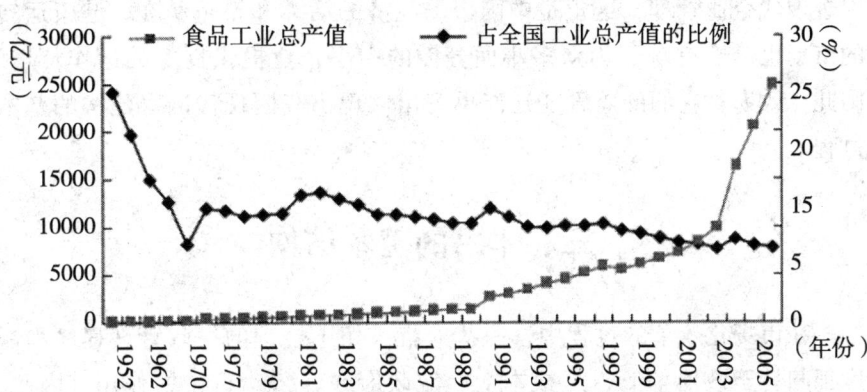

资料来源:根据《中国食品工业年鉴2006》数据绘制。

三是我国食物安全正处在一个重要的转折时期。随着我国经济社会的快速发展,人们生活水平不断提高,我国已经由长期食物短缺转向食物相对剩余的发展阶段,食品安全已得到越来越多的关注。随着社会流动性的进一步加强,我们日益面对着一个陌生人的世界,建立在熟人基础上的信赖机制逐渐瓦解,传统社会保障食品安全的机制已经逐渐失效,迫切需要新的制度为人们提供安全保障。中国政府自2003年以来一直频繁地调整和改革食品监管机构和体制,因此,食品安全提供了一个非常好的切入口,有助于我们了解中国政府在面对现代市场的发展时所进行的主动和被动的改革,并深入反思这背后的管控理念和逻辑。

最后,也是最重要的原因,在研究政府与市场的关系时,需要考虑中国式市场的独特性,它既不是美国式的自由市场经济,也不是韩国式的强调国家干预、以私有企业为主的国家资本主义。在某些市场中可能以大型企业为主,但是,在食品市场里,中国的特色体现得非常鲜明,因为有大量中低档的需求存在,大量中小企业在这一市场中谋生,尽管官方一直希望将之发展为由几大主要食品企业垄断和控制的市场,但是囿于中国的独特饮食习惯和经济发展水平,至少在今后相当长的一段时间内，食品市场仍将由大量中小企业所主导。因此，通过分析食品市场，能够真正看到中国式监管国家的发展轨迹，并把脉到其深层次的问题。而且，一个个中小企业的激烈竞争可以推动降低成本、提高创新能力，引进现代企业管理，这正是中国市场经济的活力和希望所在。健康运转的市场也恰恰有赖于为众多小而分散的中小企业提供良好的运作环境，因此，政府对它们的监管变迁能更突出体现出我国现代国家建构的基本过程。

三、本书的基本结构

在市场化改革的过程中，一些人将一切不合理的行政管理程序和制度都归咎于政府监管，从根本上否定政府在经济运行中的作用。因此，本书首先要探讨的问题是：政府监管真的是"万恶之源"吗？在第一章，作者综述了经济学、法学、社会学和政治学四个学科对于我们何以需要政府监管的理论研究，并在此基础上分析了对食品安全进行监管的必要性。

在提到中国的食品安全监管体制时，人们马上会想到的是"八大部委管不好一头猪"[1]，认为症结在于零散、交叠和职责混乱的监管体制。本书认为，要对现状提出改革建议，必须建立在对现状的深入分析和理解的基础之上。这就要求我们对现体制持一种尊重的态度——即相信其产生是有一定的合理性的，应当以其产生和存在的时代背景和理性去理解和把握它，在此基础上分析其存在的条件发生了怎样的变化。第二章梳理新中国成立以来主要食品监管机构的变革及其背后的动因和逻辑，通过历史的分析从源头上探讨当前的多头监管体制是如何形成的，以帮助我们更好地理清当前中国食品监管体制这一乱麻。多头监管果然是我国食品安全监管的根本症结之所在吗？该章的分析将表明，机构的调整只是问题的表象，更深层次的把脉需要深入到政府与市场的关系中。

---

[1] 相关报道可见新华社 2002 年 2 月 8 日电稿：《八个部门如何管不好一头猪》，新华网财经频道 http://news.xinhuanet.com/fortune/2002-02/08/content_273570.htm（下载时间：2010 年 8 月 22 日）。

在一连串食品安全事件之后，政府的改革努力铿锵有力，但是同样的问题却一再出现。为什么政府的系列举措没能带来根本的进步？第三章试图对该问题予以回答。该章以"三聚氰胺奶粉"事件为例分析了我们对食品安全事件的基本处理方式：政府倾向于将事件归因为偶发性因素，如不法商贩或官员个人的腐败与失职；如果仍不足以应付危机，则通过机构的重组或新建来表示姿态。系统的制度建设，特别是对政府和市场关系的反思却一直阙如，危机事件甚至成为机构争权夺利的最佳借口和理由。2010年毒奶粉卷土重来再次向我们印证了这样一种治理思路的短视性。

在我国一直有一种倾向，就是将食品安全问题归咎于广大中小企业的存在。这些在计划经济时代一直存在于体制边缘地带的零散小生产经营企业，随着市场经济的发展而逐渐显现出活力和顽强的生命力。但由于管理成本高昂，这类企业一直令监管者头疼，并被监管者看做是中国食品之所以难管或管不好的根本原因。我们对这些中小企业又是如何监管的呢？第四章选取食品小作坊的监管为例回答这一问题，因为中国市场经济的发展正取决于政府如何为这些中小企业提供必要的扶持和恰当的监管，因此，对小作坊的监管能够很好地反映中国监管国家发展的过程。

通过对大企业和食品小作坊的分析，中国食品安全的监管困局已是昭然若揭。第五章认为，从计划经济走过来的中国政府习惯于管"大企业"，但是市场条件下对大企业的监管不同于国家所有制下企业的管理。有限准入的市场理念使得监管者以发证为主要的监管手段，而且倾向于以大企业的标准来设置市场准入门槛。监管者将已经获证的大企业视为经济发展命脉而将主要精力用于扶持，而且，大型企业因为有巨额的投资而注重自己的声誉，所以基本上依靠企业的自律来保障安全。而另一方面，依照大企业的标准而设立的准入门槛却因为低端市场的存在而失去作用，政府并不能通过发证来控制市场进入。为树立权威，监管者将大量精力用于围堵"无证"，却无暇对已获证厂商进行日常监管。这使得监管者非常依赖处罚来获得被监管者的服从，催生机会主义文化，从而使自己陷入"管不胜管、防不胜防"的尴尬处境。

本书的基本结构

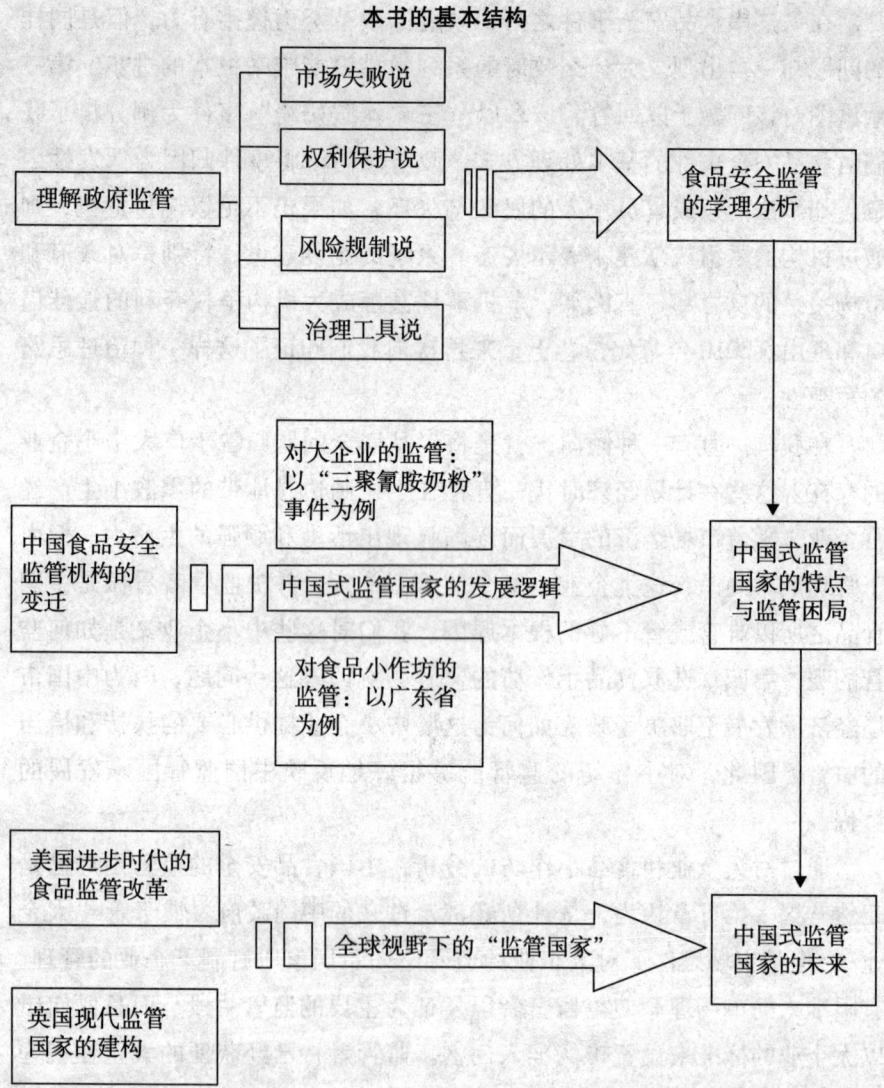

目前中国转型过程中面临的许多问题，工业化国家在过渡到工业社会的过程中都不同程度地经历过，工业化国家在这一时期的经验对我们思考当前面临的问题有一定的启示。美国初步建立起食品监管体系是在19世纪末20世纪初的进步时代，正是在这一时期，美国人首次认识到工业化和城市化的进程给他们的生活带来的变化和问题，并尝试去应对这些变化和处理这些问题。回顾和理解美国进步时代的食品监管改革，对

于更好地认识中国当前的食品安全监管所面临的挑战和思考未来的发展将有着不容忽视的意义。也因为美国式独立监管模式是世界许多国家在发展现代监管模式时的范本——尽管最终采纳的监管模式各有特色，分析美国式监管的产生和发展就显得特别有意义。本书第六章通过梳理美国进步时代食品监管的建立过程，来剖析美国式监管国家的起源和发展，以期为中国监管式国家的良性发展提供一些启示。与美国的强调抗辩和诉讼文化不同，英国的文化强调的是非正式解决和监管者和被监管者之间的共识，也正是因为如此，英国式监管国家体现出其独特性。美国模式的不足在于它太过关注正式法律的作用，而忽略了企业的自我监管力量，而这正是英国式监管的优势所在，从这个意义上看，英国式监管国家甚至有潜力对传统的控制—命令型监管进行替代和改进。因此，第七章介绍了英国式监管国家的发展过程，特别是20世纪80年代以来的监管建构。

最后，本书探讨了中国式监管未来的走向，从政府和市场之间的关系上来看，必须转变"有限准入"的监管理念；食品风险的化解需要公众的参与，因此，需要通过与公众的沟通来提升公众的信任，通过公共辩论达成改革的共识，通过风险教育提升公众的能力，以及通过公众参与分担维护食品安全的责任。就监管体制改革本身而言，本书认为，食品安全监管必须以公民的健康和生命安全为根本目的。面对公民的健康，政府需要伸出监管之手，而不能以"安全的食品是生产出来的，而不是管出来的"为借口推卸政府的责任；监管之手要能够保护公众的健康，必须得到强化，这涉及明确监管的任务、配备相应的资源、选择恰当的监管手段、以专业人士充实监管队伍以及充分发挥领导人的作用；强大的手既能起到保护作用，也能侵犯公民的权利，因此，约束监管之手就成为必要，这种约束力量来自被监管者，也来自专业人士，最重要的是来自作为消费者的普通公民。

第一章　理解政府监管

要理解现代监管国家的发展，不可避免地要回答一个根本性的问题：为什么政府的监管是必要的？不同学科都表现出对这一问题的关注，并作出了有意思的回答。当然，各学科对于监管的研究角度各不相同，因此，对监管的定义也会各有侧重①，但是，这并不意味着就没有综合各学科理解的可能。现代社会问题的发展已经越来越体现出超越学科界限的趋势，囿于单一学科的视角无助于对复杂社会问题的全面把握。② 本文从最一般的意义上理解监管，把它看做是政府依据规则对经济生活进行的干预，而这种干预往往由专业人士进行。③ 下面，本文将基于这一理解来梳理各学科对监管及其必要性的解释。

---

① 比如 Ogus 就指出，经济学家在定义"监管"时，几乎覆盖任何一种企业的外部控制方式，而法学家把监管与公法工具相融合，认为它可以通过政府或半自治的组织进行强制，更重要的是可以通过公共政策和政府代理机构进行强制（Ougus, 2004）。高世楫等人也提出，经济学研究的监管主要是对特殊产业、特殊交易的行为进行的经济性、技术性和社会性干预；而法学研究监管机构的法律地位、行政程序和司法干预；政治学研究监管的规则形成过程、执行过程中的博弈程序和利益格局等（高世楫、秦海，2005）。

② 如学者余晖就指出，要推动政府监管度的建立和改革，必须整合国内经济学、法学（尤其是行政法学）、政治学和公共行政管理等学科的学者，开展跨学科的研究。参见《政府监管文丛》代总序，2010 年。

③ 巴尔德文等对监管的各种界定进行过一个梳理，参见 Baldwin et al. 1998: 3 – 5。

一、市场失灵的救治

经济学家是从市场失灵的角度来分析政府监管的必要性的，他们认为，之所以需要监管，是因为存在着市场失灵。在福利经济学看来，在某些条件下，市场竞争带来资源的最优分配，当这些条件不能满足时，就出现市场失败。如果监管能够以合理的成本消除这些失败，就能够改进市场效率。自由市场存在着几个方面的失灵：一是外部性。当经济代理人将成本或收益施加给交易方之外的人时，就会产生外部性。外部性的存在会使得商品价格不能反映该产品给生产它的社会所造成的真实成本，从而损害社会福利（Mishan，1971）。因外部性而引起的市场失败往往被用于为环境监管提供理由。二是信息不对称。这构成对消费者产品和工作场所进行监管的理由。只有在消费者拥有充分的信息能够对相互竞争的产品加以评估的情况下，竞争性的市场才能运作良好。复杂的、需要耗费相当成本才能获取的信息可能会使得消费者不愿意或很难了解信息，因此消费者关于物品、服务或工作的决定往往是有问题的，也会诱导供应者提供质量不合格的产品（Stigler，1961）。原则上，监管能够提供两种类型的效率收益：其一，通过信息供给，减少市场决策结果的不确定性，因此促进市场在供应者和需求者之间进行更好地匹配。其二，通过设定最低标准，保护信息不足的参与者不至于选择坏的结果。第三种自由市场的失灵是自然垄断。一项物品或服务由一个企业来生产，成本将会最低，但这样会给该企业带来垄断地位，企业会有意减少供应，从而不当地赚取高额垄断收益（Posner，1969）。自然垄断的典型例子是电信。电话公司在提供电话服务时，随着数量的增加其成本将越来越低，规模经济要求将服务交由一个电话公司提供。在这种情况下，监管可以通过价格限制等方法来减少垄断带来的福利损失。

如果市场失灵确实存在，而且，如果这种失灵得到纠治，额外的经济福利就会产生，这也只构成监管出现的部分理由。要回答为什么需要监管，还需要说明，监管是解决这些市场失灵问题的最有效工具（斯蒂格利茨，2009）。以往的经济分析在这一点上并未能给出令人满意的回答,相反,以斯蒂格勒为代表的芝加哥学派给福利经济学的监管理论以致命的一击,认为监管提供的救济比市场失灵更糟糕,监管往往被企业所俘获,服务于企业的利益,而不是公共利益。因此,芝加哥学派认为,如果出现市场失灵,最有效的方法是创造条件让市场重新发挥作用。然而,20世纪70年代以来出现了大量的解除监管运动,批评者认为,如果政治家和监管机构确实被俘获的话,那么,解除监管运动就不会出现。"将所有的政治行为都硬塞进应该受到反对的寻租类型当中,是对以公民身份所进行的活动的丑化"(桑斯坦,2008:80)。再加上生活中的许多监管确实让公民的生活质量得到更大的保障,在这种情况下,学者们开始重新寻找对监管合理性的解释。

一些学者尝试从经济分析的基本假设入手来批评自由市场的推崇者,从而为政府监管提供辩护。他们认为,经济分析将个体视为是理性的,但这一前提并不必然成立,个体可能在根本上偏离理性状态,在某种意义上,一定程度的干预可以让个人生活得更好。崇尚自治的人没有认识到市场秩序和市场价值在现实中永远是政治的一种产物(Roosevelt,1932),在政治的影响下所产生的秩序却主张政治的远离而保留其原初状态,在逻辑上是荒诞的。而且,人们的偏好本身也是可得信息、现存消费模式、社会压力和法律规则的产物,已经迁就了不公平的现状或对可得机会的限制(桑斯坦,2008:44)。通过监管促进偏好形成过程中的自治,使得人们能够自由地发展其偏好和信念,就是必要的。而且,市场反映的往往是当代人的偏好以及商品价值,它们并不考虑交易行为对未来世代的影响,也不考虑生物多样性等非商品价值,所以依赖市场秩序的后果有时候会造成不可挽回的损失(桑斯坦,2008:76),这也为政府的介入提供了理由。因此,监管并不是一种无视人们明示愿望的保护性措施,反而是一种使人们可以得到自己真正想要的东西的必要机制(桑斯坦,2008:56)。

还有一些学者借用有组织的利益集团理论来解释为什么监管是解决市场失灵的最有效工具(Noll,1989)。在市场失败的情况下,遭受市场失灵的无谓损失的人将有动力以低于其遭受的无谓损失的成本来使自己免受这种损失,比如通过向受益者付费,使之放弃这种收益(Coase,

1960)。这样,监管至多是解决市场失败问题的方案之一。然而,解决市场失败的方案并不是现成的,形成这些方案需要成本。比如,如果这一方案涉及众多参与方,那么这些人协商一个方案就需要相当大的协商成本,在这种情况下,如果政府监管的交易费用低于众人协商形成的方案,监管就会是一个更有效的解决方案。另一种情况是,政治企业家能够起到市场纠治器的作用,他们识别出市场失灵,并向那些因此而受损的人汇报。只要收集和分散信息的成本相比市场失灵的效率损失低,受损者、受益者和政治企业家之间进行对各自都有利的交易的机会就会出现(Noll,1989)。之所以由政治企业家而不是一个经纪人来提供更多信息,原因在于政府可以强迫私人提供信息,或者政府通过其他活动而获得了相关信息,因此政府拥有的信息就会更多。另外,政府通过媒体向公众披露信息要容易得多,而且这类信息也更容易为公众所关注和接受。

这一分析将监管看作是俘获市场内财富的手段,尽管市场中的租金分配存在竞争,但是,在减少无效率的状况这一点上大家都存在共同利益,于是通过政治行动者来寻找减少这一无效率状态的方案,从而产生监管。由于环境会发生变化,而组织成政治上的集体行动的成本是相对稳定的,因此,如果市场失败随着时间的发展变得越来越严重,那么达成协议的收益和市场失败被发现的可能性也会增加,从而使得采取政治行动的可能性也会增加。当监管的成本超过维持市场失败的成本时,如需求的变化、技术的变迁使得市场失败的成本减少或降低,在这种情况下,解除监管就成为合理的选择。

在经济学看来,只有在出现市场失灵时,才有进行监管的必要,而之所以有利益群体出现在政治活动中,是因为这种活动的成本低于基于自愿的契约安排。最终的监管政策取决于利益群体是否能够在政治上较好地组织起来并施加影响,极端情况下,如果只有一个利益得到有效组织,从而能够影响政治过程,带来的局面将是斯蒂格勒所描绘的监管俘获——这个有组织的群体成为受监管者所保护的垄断者或卡特尔。然而,这样一种分析思路将政府内部的制度安排视为是给定的,这些制度是伸手可取的,它们服务于效率最大化的目的。问题是,政府可能并没有解决市场失败问题的政策方案。而且,经济或技术方面的考虑仅是监管政策的一个方面，很多时候监管的出现并非或仅出于经济或技术方面的考虑。因此，纯粹经济学的视角就略显不足。

二、保护权利

权利话语关注的是个体公民在面对各种危险和不正义情况下的脆弱性，以更好地保护他们（Bardach，1989）。其支持者相信人类享有健康及安全环境的基本人权优先于经济和财产权，这种权利是与公民资格和身份相对应的权利，是给个人提供安全感的重要来源之一，是作为社会个体的人得以生存的基础条件。

在早期的宗教信仰中，人们把疾病和痛苦看做是一项由上帝赐予的使人类净化、觉醒并得到救赎的使命（伊丽莎白·贝克-格伦歇姆，2005：184）。这种信仰在现代社会中变得越来越脆弱，健康的意义和价值开始得到更多的珍视。"健康和运转良好的身体组成了我们生活的唯一保障，是我们生活的全部。一旦身体开始枯萎，我们的生活将随之枯萎"（Imbof，1984：223）。要在现代社会的激烈竞争中生存下去，需要有健康作为基本的保障。健康意识和对健康的关注契合了现代个体化社会对生命历程的期待（伊丽莎白·贝克——格伦歇姆，2005：185），构成现代生活不可分离的一部分。在这种情况下，健康作为一种基本的权利得到公众的认识。

更进一步讲，不仅仅是公民自身要对自己的健康负责任，甚至包括政府也被纳入到这一权利话语中来，被认为有责任为个体的基本健康提供必要的保障。如安东尼·奥格斯提出，个人对最低收入、教育、住房、健康和安全的需求被认为是人类发展和尊严的根本，以至于应当通过宪法形式加以保障（奥格斯，2008：51-52）。这意味着，无论经济成本多大，必须达到这些最低标准，必要时可以通过监管活动，即"权利"就是"王牌"（Dworkin，1978：4）。世界卫生组织所倡导的新健康理念甚至认为，健康不仅仅只是医学问题，更是一种社会问题。健康不佳不仅给个人带来直接成本，更体现为社会拖累——失去机会、不平等和效率低下，这是政府必须干预的原因所在（Lang and Heasman，2004：71）。健康不仅仅是个人的责任，事实上，许多当代健康问题都是社会的，隐藏在背后的是具体的地方和国家公共政策问题（Lang and Heasman，2004：102）。因此，保卫公众的健康应当成为政府的责任。

健康是公民的基本权利，而政府应当为公民实现这种权利提供保障，这要求政府积极的参与，这一种积极的权利话语重新定义了国家的目的。美国原初的宪法权利本质上是"消极的"——它们是免受政府干预的权利，而不是获得政府积极帮助的权利。进步时代把国家作为重要的改革机制引入公民生活和市场经济。新政和20世纪60年代和70年代的权利革命革新了美国宪法的结构，从而使个人权利不仅包括传统的自由权和财产权，还包括不受歧视的权利、享有洁净空气和洁净水的权利、拥有"社会保障网络"的权利以及免遭工作场所风险、消费者产品风险和其他不合理风险的权利（桑斯坦，2008：17）。"洁净的空气、洁净的水、宽敞的空间——所有这些也都应该被认为是每一个美国人与生俱来的权利。"用阿玛蒂亚·森的语言来说，健康更是一种自由，是一种能过有价值生活的实质自由。这种自由不仅限于权利，而是一种能够过自己想过的那种生活的可行能力。他坚信，这种实质自由的扩展应该是发展的根本目的（2002：1）。

之所以需要国家的介入，是因为这些权利在本质上是集体性的而不是个人性的，不可能通过免受政府控制而得以实现，对这些权利的保护要求政府有所作为。市场从来就不是"自由的"，资本本身就是一种特权，并且已经渗透到政治领域，唯一能够打破资本特权对政治、经济和公民生活垄断的方式便是利用集体的公民权利，通过政治渠道，重新定义公民权利的内容和国家的责任。在这种情况下，美国进步时代，劳工的集体签约谈判权和社会保障权被提出来（王希，2003）。集体权利能够更好地保障个体的权利，这一点在全球化的今天更是如此：随着人和人之间的相互依赖日益加强，个体选择的结果日益取决于他人所作的选择，个体要实现自己的权利，必须考虑到他人的权利，甚至必须要和他人一起才有可能更好地实现自己的权利。例如，如果工人要求更安全的工作场所，就会发现自己根本找不到工作，市场压力使每一个工人的这种要求在经济方面表现为不理性。这种情况下，通过政府监管要求更安全的工作场所符合大多数工人的利益。而且,这样一种集体权利超越了个体的狭隘自利,因为人们以投票者或公民身份所持有的偏好大大不同于他们作为纯粹的私人或市场行为者而持有的偏好,公民试图在政治行为中而不是在私人消费中实现个人和集体抱负(桑斯坦,2008:56)。当以政治主体的身份出现时,人们可能会尽力满足利他或关怀他人的愿望。关怀个人最终要求关怀他人。

然而,学者们也认识到这种权利话语的局限性,因为以权利为依据的监管理论对成本漠不关心——不应该给生命和健康贴上价格标签,它们是"不能剥夺的权利",因此要对空气和水提供完全不计成本的保护。然而,没有任何一项理智的监管方案能对成本问题无动于衷。监管支出如果高到一定的程度,就会威胁到整个经济,加剧失业和贫困,并最终危及生命和健康(桑斯坦,2008:103)。权利是有成本的,这一点桑斯坦认识非常深刻,他甚至专门写过一本书《权利的成本:为什么自由依赖于税》。他提出,任何权利的保护都需要成本,而政府的资源永远是有限的,在选择优先保护哪种权利时,必然关涉到政治选择,因此,任何权利在本质上都是政治权利(霍尔姆斯、桑斯坦,2004)。

桑斯坦甚至认为,现代监管国家的许多问题都出于这一不计成本的权利理念。"许多制定法方案的运作效果不好,而且制定法体制的失败也有多种多样的模式,其中很多失败可以归咎于将公共物品当作个人权利对待的拙劣做法。"他又强调,"当一项监管方案试图减少众人所面对的一项风险时,认为该方案正在创设永远不能让步的个人权利,是愚不可及的"(桑斯坦,2008:124)。因此,权利话语必须以关于监管的成本分析来补充,"监管策略应该坦然面对对成本和收益加以平衡的必要性,构成当代监管特色的权利进路是导致监管不足的一个重要原因,它们无论如何都是引人误入歧途的"(桑斯坦,2008:124)。

三、化解风险

贝克认为,我们生活在一个"风险社会"里,即一个与通过理性计算可以预见一切的工业社会相对应的、充满不确定性的社会。风险来自于追求"确定性"的现代文明,它所产生的危险完全逃离了人类的感知能力,不明的和无法预料的后果成为历史和社会的主宰力量(2003:22)。后来的学者提出一个更一般的界定,认为风险是指对于发生在将来的、可以归因于自己决策的危害的不确定性。由于我们所做的一切事情都是为了达到一定的目标,因此,并非所有的不确定性都构成风险,只有那些能够影响我们目标实现的不确定性才是风险。比如,伦敦下雨这个不确定性对于广州的IT项目就是不相关的,但如果我们的项目是规划英国白金汉宫的女王花园,下雨就不再仅是一个不确定性,它对我们的目标会有所影响,因此成为风险。在本文的语境下,我们更关注的是那些对人体的健康可能产生伤害的不确定性,如为增加食品产量而采用的现代技术、工业生产带来的环境污染和对从业者健康的影响等,这种不确定性在本质上源自人类行动和现代性带来的负面效果。

由于个人对风险缺少足够的认知,也欠缺相应的信息和知识,没有搜集、鉴别信息的技术手段和能力,因此无法从容不迫地去因应风险:那些损害健康、破坏自然的东西是不为人的眼睛和感觉所认识的,需要有资格的专家来进行评判。而且,风险的影响不分国界、地域,不分贫富、贵贱,它的影响是集体性的、全球的和不可逆转的,个人所遭遇的风险已经不再能由自己负责。因此,作为一种长期的、系统产生的问题,风险不再能够在个体层面甚至是局部性层次上得到缓解,而要代之以政治的解决(贝克,2003:22)。政治的解决方案即是所谓的风险规制,即政府对市场或社会过程的干预,以控制对健康的潜在不利影响,一般包括对食品药品安全、环境污染、职业安全等方面的规制。风险规制一般至少包括两个部分:其一为(科学技术的)风险评估,其二为(政策或政治的)风险管理。前者涉及对风险的认定,后者涉及选择具体规制手段来消除一定程度的风险、评估这种干预可能会带来的影响并将干预付诸实施。

对风险规制存在两种完全对立的理念:一种认为风险能够被精确地识别、评估和预测,从而更注重技术的层面。一种则认为风险是人们的一种感知,伤害只是未来的一种可能性,因此,风险只能够被协商和构建。前一种观点认为风险规制应该是"理性的",是基于成本收益分析进行的；后一种则认为它是"社会的"，注重风险的政治和社会层面，强调外行的参与及与专家的协商。

理性途径对风险的评估有两种基本途径：一是技术的，通过预测损害或事件在时空的平均发生频率来计算可能性。根据该途径，相关事件的频率是可以被客观观察的，基于对过去事件的统计可以推测出未来发生的可通用性。他们认为，基于风险的决策可以建立在客观证据的基础之上，通过数学的处理能够得到一个数字结果。这一方法不仅被用来计算风险的量，还包括它的社会可接受性。另一途径是经济的，该途径将不利影响转换为主观效用，这样可以基于个人的满意度来对不同的风险和收益进行比较，基于此可以将风险分析纳入到决策过程中来，通过成本收益分析来分配资源，从而实现社会效用的最大化。

理性的途径受到多方抨击。如波拉克（Pollak, 1996）认为，风险评估不可能是非常科学的，风险评估必然依赖官僚的习惯或科学专家的专业判断；这种传统和判断反映的不仅是科学知识，还包括政策判断和文化价值。现代化的风险往往来源于人的未知/知识不及的领域，因而这些风险是不能计算的，也是不能被保险的。基于成本收益分析的经济途径将个体的主观效用加总，这是非常成问题的，而且，它关注的是交易瞬间的成本，而超出这一时段的成本以及未来的风险，金钱价值相对于健康损失或死亡的价值如何进行计算等，都是经济途径的计算所无法囊括的。贝克（2003：28 - 29）更是认为，关于风险，不存在什么专家。"……至少只要'安全'或'危险'与摄入或吸入那些污染物的人无关，这个问题（指是否安全）就无法回答（贝克，2003：25）。"

更有学者认为，风险在本质上是建构性的，个人对"风险"的筛选、界定和架构都涉及判断，风险在相当程度上依赖个人的价值观和偏好，所以风险是可以被改变、夸大、转化或者削减，从而是可以随意被社会界定和建构的。不仅仅如此，贝克甚至认为，现代化风险形成有害影响的曲折途径在一定程度上已经超越了人类思维所能达到的范围（2003：27），因此不可能被人类理性地加以处理，尝试完全以"科学"的语言进行的风险分析，其实是霸权的体现。人类为了更好地生存，制造了高科技的生产工具和生活用品，并对自然进行掠夺和破坏，而这些人造物就像"回力棒"一样摆脱了人的控制,并以风险的形式将后果又还给了人(贝克,2001)。"科学理性声称能够客观地研究风险的危险性的断言,永久地反驳着自身。"(贝克,2003:29)因为现代化的逻辑本身是自我摧毁的,如果依循现代化的逻辑来规制风险,在某种意义上将会是对风险的进一步强化,或者说,将产生新的、我们现在所未知的风险。而"理性"的风险规制理论从一开始就将风险局限在技术的可管理性上,尚不具有技术可管理性的风险被认为——至少在科学的计算和司法的判断中——是不存在的。但正是这些不可计量的威胁结合成一种未知的剩余风险,它成为给予所有地方、所有人的工业馈赠(贝克,2003:29-30)。

因此,对现代化风险的规制,需要的是不同的逻辑:关于风险的讨论需要纳入社会权力和分配的结构、科层制、普遍模式和理性化(贝克,2003:23),因为风险最终取决于人的感知,而多大程度的风险是可接受的取决于我们的生活态度,所以对风险的规制最终必然会回到那个古老的问题上:我们希望如何生活?什么是应该保留的人性特质和自然特质?正是从这个意义上,对风险的界定是伦理学、哲学、文化和政治在现代化中心内部的复活(贝克,2003:28)。针对各种风险的政府规制,已经不是一个单纯的技术问题或者法律问题,而是一个融法律、政治和技术于一体的复杂问题。只有当人们日益认识到科学的短处从而获得对技术的控制权,风险社会极其恶劣的后果才有可能得到遏制,一种建立在更为人道的技术之上的未来社会才有可能实现(贝克,2003:28)。

风险规制的理念至少给我们两个方面的启发:首先,风险规制的首要目的,不是要通过管理获得"安全",而是对风险进行化解,或者将风险降至社会可以接受的范围。因为现代科学本身的局限性就决定了它不可能完全解决风险问题,因此安全性不是一个非有即无的问题,而是一个程度问题。当我们说某种程度的污染是安全的时候,实际上是指剩余的风险能够被接受或者可以容忍,而非指风险根本不存在。从这个意义上,遭受伤害的可能性只能被降低,而不能被完全排除,因此,政府乃是在管理风险而不是在实现个人权利(Hood, Rothstein and Baldwin, 2001)。

其次，对风险进行规制不仅仅是专家的事，还是一个重要的政治问题，但它也不仅仅只是政治家的事情。因为风险对每一个人都造成潜在的甚至是实际的影响，没有人可以逃离，所以，保证每一个人的知情权和参与权就显得非常重要。更重要的是，对工业发展风险的科学关怀事实上依赖于社会期望和价值判断，因此，对于什么程度的风险是可以接受的或者可以容忍的，需要大众的讨论，而不仅仅是专家或精英的判断。这种大众的参与可能会给既有的权力结构带来根本的挑战，诚如贝克所言，避免和管理风险可能包括对权力和权威的再认识（贝克，2003：22）。

四、治理工具

政治学家倾向于把监管看作是政府可用的治理工具包中的一种，如豪利特和拉米什（2006）在《公共政策研究》一书中将不同的公共政策工具放在一个以完全自愿（提供）和完全强制（提供）为两端的轴上，按照政府的介入程度依次排列，其中监管被看做是仅次于直接提供和国有企业的、国家干预程度较强的政策工具。如图1-1所示：

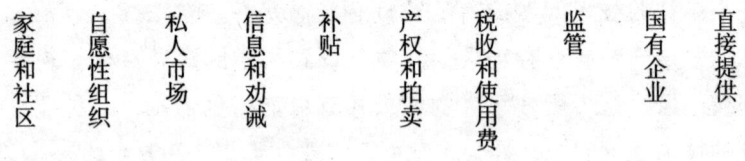

图1-1　政策工具图谱

资料来源：豪利特、拉米什，2006。

豪利特和拉米什（2006）认为监管作为政策工具有它的优越性。[①] 首先，因为监管只需要制定标准，如说明允许的污染标准和希望遵守的规定等，因此政府不必事先了解政策对象的偏好，所以监管所需的信息比自愿性工具和混合型工具所需的信息少。第二，当出现预料之外的情形时，比如，出现了描写恋童癖好的电影和影碟，简单的处理办法是发布法规或规章禁止拥有类似产品，而不必设法劝阻生产商和分销商。第三，只要政府完全掌握了相关信息并且目标明确，监管比其他正常工具的管理更有效率。它不必处理那些不确定因素。第四，因为监管有较强的可预见性，使得执行机关和计划部门共同进行监管成为可能。第五，监管的明确性使得它们更适于应对危机状态而且作出快速反应。第六，与补贴和税收激励措施相比，监管的政策成本更低，所需要的只是一个管理机构来保证监管得到遵守。最后，当公众或下级机构希望政府采取迅速而明确的行动时，监管还可以发挥政治动员的作用。

监管作为一种政策工具拥有如此多的优越性，那么在什么情况下适宜于采用监管这种政策工具？豪利特和拉米什根据两个相互联系的总体变量构建的模型进行了讨论。这两个变量是：第一，国家计划能力的大小，或者说国家可以影响社会行动主体的组织能力的大小；第二，子系统的复杂性，特别是政府在执行其计划和政策时，所面对的行动主体的数量和类型。这个模型如图1-2所示：

		政策子系统复杂性	
		高	低
国家能力	高	市场工具	受监管的公共企业，或是直接规定工具
	低	自调节的，基于社区或家庭的工具	混合工具

图1-2 政策工具选择的综合模型

资料来源：豪利特、拉米希，2006。

[①] 当然，作者对于监管的界定相对较为狭窄，比如，信息和劝诫、甚至包括补贴、使用费等在后来的监管研究者看来是政府监管所使用的方法之一，而不是独立于监管的一种不同的政策工具。

这个模型意味着，要利用监管的政策工具，需要有高水平的国家能力。当国家缺乏政策能力时，它倾向于使用自调节的、基于社区或家庭的工具或者是混合工具。政策子系统的复杂程度也会影响到国家对政策工具的选择，如果政策子系统的行动主体数量较少且子系统不太复杂，而且拥有高水平的国家能力时，政府就可以选择监管这种政策工具。

霍恩（2004）则把监管看做是像国有企业、政府部门、私营企业一样的一种组织形式或制度安排，可供政治家选择以实现其目的。霍恩从交易费用的角度来分析在什么情况下监管得以采纳，认为在可供选择的制度安排中，立法者在任何情况下都倾向于选择那些能使交易费用最小化的安排。他将交易费用分为：立法决策和私人参与的费用；委托费用；代理费用；不确定性风险和费用。霍恩关注的是监管机构相对于立法者在政治上的独立性、公民对机构决策和执行的参与以及监管机构由专业人士组成这三个主要特点。

霍恩（2004：63）认为，相对于监管者而言，被监管者往往更了解备选行动的结果，甚至可行性。而且，拟订规则与裁判争议所需的专业知识并非由监管者所垄断，而是公开可得的。再加上监管人员一般是专业人士，其所在的专业群体往往能够对监管人员的表现作出充分的判断。因此，对监管机构偏离立法者意愿的行为存在着一个外在的劳动力市场的控制，因此通过设置由专业人员组成的监管机构，立法者能够在一定程度上减少自己的控制成本。

另一方面，由于集中的利益较可能受监管的影响，所以它们就有意愿积极地参与监管过程。纳税人只负担监管的行政成本，如监管机构的运作、人员的薪酬，而监管中所包含的大部分移转成本是由被监管的公司负责人来负担，或与其顾客、员工与供应者共同分担。比如，一项关于排污标准的监管就将成本直接施加给相关矿厂。有些情况下，监管的收益也直接由少数组织良好的集团所享有，比如，进行准入控制后，已经在市场中的企业就受到这项监管的保护。如果受益的群体相对集中，立法者会通过笼统的立法，授予监管机构相当大的行政裁量权，并采取严格的程序控制，以控制代理问题。这种程序控制能够保障受影响的利益群体直接参与监管，因为这些群体相对集中，参与的成本相对较低，因而有能力通过参与来控制监管机构偏离委托人利益的行为。假设从监管中获益的团体人数很多，但利益分散，那么，他们很难在制定法律之后再保持对监管过程的参与积极性。在这种情况下，立法机构会较倾向于通过法院而不是监管机构来执行。

此外，监管作为政策工具的优点还体现在，它比较容易让立法者以选民代表之身份进行租金分配。如果立法机关的控制及其影响行政结果的能力不稳定，不愿意冒险的立法者会偏好由法院来执行。当立法者的政党控制立法机关时，官僚的执行比法院的执行更能传递所欲的结果（霍恩，2004：67）。与法庭诉讼相比，监管能够进行事前预防，而不像法庭诉讼那样是在危害已经形成的情况下进行损害赔偿，法庭诉讼是被动的和事后的，而监管则能进行事前的、主动的预防。另外，监管发现违法行为的可能性较大，从而确保违法者以较低的罚金服从处罚，使监管比法庭诉讼更容易被违法者接受（Shleifer, 2005）。

治理工具的视角将监管看做是政治家或当权者用于实现政治目标的诸多工具之一，不像其他视角的分析，治理工具更注重采用监管这一政策手段的具体制度环境，它可能是实现权利、解决市场失败或控制风险的要求，但实际上政治家是否有意愿或者有能力采用监管这一工具取决于一国的特定环境。更一般地说，即使不同国家出于各种原因选择了监管这一治理手段，也会因该国的特定政治、经济、社会环境而使得这一治理手段的运用与其他国家有所不同，从而体现出该国的监管特色。比如，在美国，更重要的问题是作为委托人的政治家如何能够最大限度地减少"官僚偏离"，而在威斯敏斯特式的国家，更关注的是"政治偏离"的问题，即政治家如何确保置信承诺以维持监管的稳定性。各国选择的监管制度也各不相同，如美国式监管体制下，监管机构往往享有较大的授权，包括制定监管规则和执法权。而在 OECD 国家里，监管机构的权限有限得多，正式进行制裁的权力是由法院来行使的，而规则制定的权力则由各部或议会行使。

治理工具的视角给我们的另一个启示在于，监管只是政治委托人选择的治理工具之一，因此，当我们看到监管制度的缺失时，一方面需要反思的是，这可能说明监督机制出现问题，政治委托人无法对其代理人——管制机构进行有效的监督,因此需要考虑的是如何通过有效的方案来减少对代理人的监督成本,或者改进代理人的激励机制,或者监管制度在某一特定环境之下并非实现政治委托人意愿的最佳工具。另一方面,可能监管制度的缺失本身就是政治委托人有意所为,政治委托人有意使得监管制度以这样的方式运转,有效的监管可能本身就不是政治委托人实际上希望追求的政治目标。在这种情况下,所提改进监管制度效率的方案并不会认真得到对待,因为实施这一方案与政治家的利益和目标是相悖离的。因此,我们的视野需要从监管制度本身转到其背后的政治架构和权力运作逻辑。

五、讨论:食品安全监管的学理分析

综合前述分析,从食品安全的角度来看,之所以需要政府的介入,是因为食品具有明确的"信任特征",即在缺乏具体形式的信号提示的情况下,消费者即便在消费后也不能检查或评价,对于食品使用添加剂的情况、食品在生产加工时的卫生条件等等,消费者无论是在购买前还是在消费食品之后都无法及时准确地识别它们对健康的影响,因此,很容易产生"信息不对称"(Nelson,1974)。

> 我们购买几乎所有的东西,但是我们无法了解这些东西的生产过程,而且也不具备相应的知识去预先判断这些东西的质量。……相较于我们的祖辈而言,我们对于日常生活中的普通用品(的质量),处于一种近似原始人的无知状态。(Richard,1906:255)

这样一种信息的不对称给消费者带来市场上的弱势,单凭他们自己的能力是无法解决这一问题的。政府所雇佣的有知识、懂技术的化学家和其他科学家在政府配备的专业实验室的帮助下显然比消费者更有能力识别食品的信息。政府的干预不仅仅只是为了弥补市场失败,更是对公民权利的保护。公众有权要求自己的饮食不仅仅能填饱肚子,还要是营养的、有益于身体健康的。因此,监管机构的专业人士"有能力、专业知识、公正的言行、当公共舆论走向误区时进行抵制的道德勇气,以及当顽固的公用事业管理失误时履行他们的责任"(Young,1989),能够为处于弱势的个体公民提供保护,帮助他们对抗来自厂商的可能欺诈。

政府的积极作用要求现代公法精神的根本转型,比如,从消极权利保护转向积极的权利保护(霍尔姆斯、桑斯坦,2004)。桑斯坦(2008)甚至提出,普通法依循的消极自由理念已经不再适应现代监管国家的要求,需要进行相应的调整,并在现代监管国家中发掘出有效的制定法解释原则来解决制定法的歧义和漏洞问题。政府的这种积极作用更要求对政府权力进行控制,这使得行政法的重要性再次凸显出来。作为对监管的"监管",行政法在约束政府权力滥用方面起着至关重要的作用,如为政府行为提供正当理由和依据、为政府的干预确定边界等。也正是因为如此,在我国行政法领域,学者习惯于将"监管"译为"规制",强调依据"规则"进行的干预,即监管机构的行为必须遵守授予其权力的成文法及有关行政程序法规(史普博,1999)。但是,对监管部门的约束要更加复杂,因为需要保证专业人士独立进行专业判断的能力,所以这种约束不是通过政治家或选民直接对监管机构的行为进行粗暴的干预,而是通过利益协商达成共识后形成的法律来进行的程序性约束,强调监管部门的职能与行为方式由法律详细规定,没有法律的授权,监管部门不得扩大职权范围,执法方式必须规范、严谨。但是在法律规定的范围内,监管机构享有充分的自主权,不受政治风向或舆论的不当干预和影响。

对普通消费者的保护不仅仅体现在消费者受到侵害后给予补偿,而更应该是对伤害的预防,在食品领域更是如此,以人们的健康和生命为代价进行的"试错"是难以容忍的。因此,通过对可能的风险进行评估,从而主动地应对,成为现代食品监管的重要理念。风险规制就要求政府决策于未知之中,关乎行政活动的合法性与正当性的问题中也需要引入"预防原则",即监管者在颁布旨在保护人体健康和环境生态的标准与政策时,必须将科学不确定性的因素考虑在内。如果有发生严重的或不可逆转的环境损害,确定的科学证据的缺乏不得成为延迟采取必要的预防措施的借口。风险预防原则针对的是在科学上尚未得到最终明确证实,但如等到科学证实时才采取防范措施,则有为时过晚的损害之危险或风险（李燕，2008）。

　　同时，权利的保护是需要成本的，在资源有限的情况下，权利的保护本质上仍然涉及利益的分配，因此，任何权利在本质上仍然是一种政治权利。所以从权利保护的话语进行的监管不应该也不能仅仅是简单的命令和控制。从风险认知的角度来看，多大程度的风险是可以接受的，即风险规制应当达到什么样的程度，涉及公众的感知，而现代风险社会的未来取决于通过公民的参与而实现的技术民主化，因此，它特别关注的是对公众的充权（empowerment），特别是那些没有能力在政治上组织起来的公民的参与权。这使得在设置上一般注重监管机构与政府之间的距离，目的是保证监管的独立性，将政府随意的行政干预降至最低，而同时通过程序性要求如告知、听证等给予普通公民以影响政策执行的权利。对成本的关注也使得成本收益分析得到了更多的关注，只有当监管的收益大于所需要的成本时，监管才被视为是正当的。成本—收益分析使人们更加集中、准确地考虑政策的潜在后果，有助于阐明公共政策决定的内在权衡并使之更具透明性，也有助于政府机构建立规制的优先次序（阿罗等，2005）。

　　理解现代监管国家的发展，需要跨越不同学科领域的全面视角：有的是因为市场失败，有的是因为公民的权利运动，有的是出于对风险进行控制的需要，而有些则是政治家希望通过独立的监管机构来履行自己对政治支持者的承诺。起因各不相同，因此，选择的监管制度也会各有差异，从而使得监管国家的特点纷呈，没有一个统一的模式。从我国的情况来看，监管的发展与市场的发展和企业逐渐从政府的直接控制下解放出来密切相关。从1949年以来实施的计划经济体制和威权政治统制将个人的自由收缩到最低限度，社会资源极度匮乏，"填饱肚子"成为最重要的食品问题。在政企一体的体制下，没有监管，只有指令。1978年的经济体制改革拉开了市场化的进程，实现计划经济向市场经济的转型，政府通过放松对经济主体的约束而激发其活力，带动市场的发展，从而改进经济绩效。在这样的背景下，一些原本承担行业管理职能的经济管理部门开始通过改革来释放市场的生命力，政企分开成为主流话语，一些经济管理部门被精简和撤并，保留下来的经济官僚机构的能力和效率得到提升。因此，中国政府的监管是从政企分开开始萌芽并发展起来的。随着企业的逐渐独立和市场的发展，政府开始关注产品和服务的质量以及生产过程对人类健康的（潜在）负面影响，逐渐设立了各种旨在保障人民群众生命健康和生活质量的监管机构，如国家质量技术监督检验检疫总局、国家食品药品监督管理局、国家安全生产监督管理（总）局等。

中国式监管国家的兴起也与政府日益依赖法律法规来对经济生活进行控制密切相关。法律法规的出现受到欢迎的原因在于，一方面，法律法规的出台可以表明政府，特别是中央政府对相关问题的重视。从监管机构的角度来看，它们也欢迎法律法规，因为这样可以帮助它们免责，比如，向上级和公众表明自己的监管是严格依照法律程序来的，因此再出事故不是它们的责任。而且，正式的法律法规往往会强化或巩固监管机构的地位，从而使之在与其他部门争取政府资源时有更为坚实的依据，因此各监管机构也积极地制定和颁布各种规章。从企业的角度来看，它们也欢迎法律，因为这样可以帮助它们对周围的环境有一个清楚的预期，知道什么是应当做的，什么是受到禁止的。法律的出台帮助他们减少环境的不确定性，尤其是当这种不确定性来自于政府时。综合这三个方面的原因，我们就不难理解大量法律法规的产生了。在食品安全方面，新中国成立以来出台的相关法律有《食品卫生法》、《农产品安全法》、《产品质量法》、《消费者权益保护法》、《种子法》、《农业法》以及2006年的《农产品质量安全法》和2009年《食品安全法》。除了法律，还有大量行政法规以及各地政府制定的一些食品安全地方性法规，如《北京市食品安全条例》、《广东省食品安全条例》、《广东省酒类专卖管理条例》等。还有一些与食品安全相关的国家行政机关根据法律和行政法规而制定的法律文件等。

2005年，国务院总理温家宝在十届全国人大三次会议上作政府工作报告时说，我们的奋斗目标是，让人民群众喝上干净的水，呼吸清新的空气，有更好的工作和生活环境。权利话语开始出现，享有安全的食品慢慢开始被社会看作是至少与经济、政治等权利同等重要的基本权利。2006年，国务院发布《国家重大食品安全事故应急预案》，把食品安全上升到危机管理的高度，强调一旦发生食品安全突发事件，政府部门需要认真组织、领导各方力量，快速反应，积极应对和消除危机带来的不良影响和后果。尽管目前的关注点仍然是事后的处理和应对，但有效的应急和危机管理无疑要求事先能进行预警和防范，基于风险理念进行的监管已经呼之欲出。

政府在食品安全领域的系列努力铿锵有力，这种种努力的背后反映的是一种什么样的治理理念？由于监管机构是政府和市场界面的主要行动者，因此，本书的重心在于监管机构及其行为，并相信这种关注能够抓住政府与市场关系变化的实质，较好地反映政府治理理念的变迁。接下来，作者将首先梳理新中国成立以来主要食品监管机构的变革，力图理清当前中国食品安全监管体制这一团乱麻。

第二章 中国食品安全监管体制：变革与挑战

新中国成立初期，中国政府对食品的关注主要是充足的粮食供应问题，对食品安全的关注则主要源于由卫生问题引发的疾病和中毒事件。1964年国务院颁布了《食品卫生管理试行条例》，尽管重心仍在于防止食物中毒和肠道传染病，但该条例已经体现出食品卫生从单项管理向全面管理的过渡。该条例中牵涉到食品管理的部门包括五个：卫生部、商业部、第一轻工业部、中央工商行政管理局、全国供销合作总社。1979年国务院颁发了《食品卫生管理条例》，食品卫生管理的重点从预防肠道传染病发展到防止所有食源性疾病。其中第七条指出："农业、林业、畜牧、水产、粮食、商业、供销、轻工、外贸等部门要加强对粮、油、肉、蛋、水产、蔬菜、瓜果、茶叶等食品原料和食品的收购检验工作，严格防止工业三废、放射性物质、农药的污染和畜禽疫病的传播"，多部门管理的局面初现端倪。1982年，《中华人民共和国食品卫生法（试行）》颁布实施，明确食品卫生监督制度，并规定：食品生产经营企业的主管部门负责本系统的食品卫生工作。城乡集市贸易的食品卫生管理工作和一般食品卫生检查工作，由工商行政管理部门负责，食品卫生监督检验工作由食品卫生监督机构负责，畜、禽兽医卫生检验工作由农牧渔业部门负责。进口相关食品产品，由国境食品卫生监督检验机构进行卫生监督、检验。出口食品由国家进出口商品检验部门进行卫生监督、检验。卫生行政部门所属县以上卫生防疫站或者食品卫生监督检验所为食品卫生监督机构，负责管辖范围内的食品卫生监督工作。

1995年10月我国实施了《中华人民共和国食品卫生法》，该法明确了食品卫生监督的执法主体，并强调各级人民政府的食品生产经营管理部门应当加强食品卫生管理工作，国务院卫生行政部门主管全国食品卫生监督管理工作，县级以上地方人民政府卫生行政部门在管辖范围内行使食品卫生监督职责，有关部门在各自的职责范围内负责食品卫生管理工作。工商行政管理部门和出入境检验部门的职责不变。

一、主要监管机构及其沿革

由以上简要的梳理可以看到，与中国食品相关的管理部门非常之多，具体说来，有农业、发改委和商务等行业管理部门，同时环保、公安等也会牵涉进具体的案件处理中。

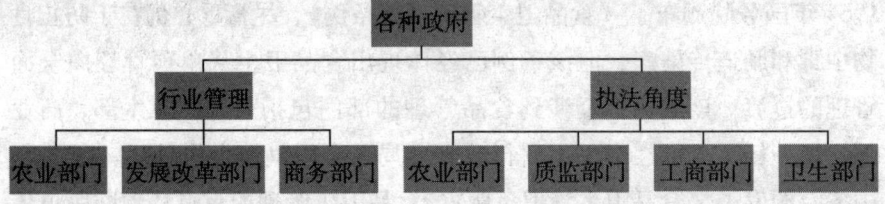

本章将注意力集中在"执行"部门，即那些实际参与到对食品生产经营企业的日常监督控制、执行相关法律以保证食品安全的部门。这样我们的关注点就落到四个部门：卫生、工商、质检和农业。之所以选择"执行"部门作为重心，是因为正是通过执行过程，法律才成为对被监管对象的实际约束。正如很多人都认识到的，中国目前缺乏的不是法律，而是有效的实施。只有通过分析具体的执行过程，我们才能更好地理解中国的复杂监管现实。另外，在经典的监管分析里，监管体系包括三个层面：规则、监督和执行。在"摸着石头过河"的改革理念下，规则事实上是在实践中逐渐形成的。我国与食品安全相关的法律法规往往依赖于具体执法部门来起草。如《食品卫生法》、《产品质量法》、《消费者权益保护法》、《农产品质量法》都带有非常强烈的部门色彩；《食品安全法》之所以拖延很久，一个非常重要的原因也在于几大主要监管部门如

工商、质监、卫生等分别拿出各自版本的草案，一直无法达成妥协。而对食品安全的监督则主要依赖执法部门的抽检和处罚，因此，从执法的角度来考察食品安全监管部门能够反映出我国食品安全监管的基本图景。

（一）执法与技术的分离：卫生部门

"医食同源"，卫生部门是我国最早负责食品安全的部门。但是，卫生系统的重心一直主要放在医疗卫生上，对食品的关注从卫生的角度着眼，主要由卫生监督体系承担。卫生监督系统从集执法、科研及技术服务于一体的卫生防疫机构到独立组建卫生监督机构，经历了相当复杂的迂回改革。

套用前苏联的工作模式和经验，1953年政务院第167次政务会议决定成立与行政区划相一致的省、地、县三级卫生防疫站，作为卫生监督的实施主体。当时食品卫生工作由防疫站的卫生科负责开展，主要承担包括食品卫生技术指导与宣传职责在内的公共卫生技术服务工作。"文革"期间，各级卫生防疫站被取消。随着1982年试行法的颁布实施，卫生部设立卫生防疫司，仍由防疫部门进行卫生监督，各级地方也依此模式开展工作。这种"集执法、科研及技术服务于一体的模式，淡化了卫生监督的执法属性，削弱了执法力度"（崔新等，2007），从而成为改革的对象，卫生监督的独立成为大势所趋。

1988年卫生部、国家物价局、财政部联合颁布了《全国卫生防疫防治机构收费暂行办法》，从财务上保证了卫生监督的独立，明确卫生监督部门可实行有偿服务，收费全部留给卫生监督机构，用于补贴监督监测检验的消耗、发展事业以及改善职工工作条件及生活待遇，国家不减少其正常的经费补助。1989年卫生部设立卫生监督司，承担公共卫生监督执法工作，明确地将监督职能独立出来。1995年《食品卫生法》将公共卫生执法主体由卫生防疫站调整为各级卫生行政机关。在这样的背景下，1996年卫生部《关于进一步完善公共卫生监督执法体制的通知》正式揭开卫生监督体制改革的序幕，"卫生防疫站仍是法人单位，继续行使卫生防病职责，但可以原有卫生监督队伍为基础，组建公共卫生监督所挂卫生行政牌子，在卫生监督中成为卫生行政部门'内部'的办事机构"。在监督监测分开的思想下，卫生监督体系逐步从卫生防疫系统中独立出来。2000年卫生部《关于卫生监督体制改革的意见》进一步明确卫生监督所的性质，"是同级卫生行政部门在其辖区内，依照国家法律、法规行使卫生监督职责的执行机构"。2001年在卫生部《关于卫生监督体制改革实施的若干意见》指导下，各地陆续开始将原来由各卫生事业单位或技术服务机构如防疫站、职业病防治院等的公共卫生执法职能集中，组建中央、省、市、县（区）四级卫生监督所，具体承办卫生行政机关的卫生监督执法工作。农村乡镇的卫生监督执法工作则由县级卫生监督执行机构负责。

2002年初，卫生部成立中国疾病预防控制中心和卫生监督中心，前者是为监督执法提供技术保障和完成政府交付的疾病控制与公共卫生服务职能的机构，后者是行使政府卫生行政执法职能的具体执行机构。这与2002年10月国务院办公厅转发中编办《关于清理整顿行政执法队伍，实行行政执法试点工作的意见》中提出的"将监督处罚职能（即行政执法）与技术检验职能相对分开"的精神是一致的，疾控中心主要承担技术层面的工作，为食品卫生监督执法提供技术支持，包括针对食品污染物、食源性疾病等进行监测，同时负责食品安全风险监测、食品安全检验检测和风险评估、食品安全信息收集管理。目前，疾控中心已经形成国家、省、市、县四级检验体系，共3580个疾病预防控制中心。国家层面是卫生部疾病预防控制中心营养与食品安全所，该所是我国食品卫生检验评价的权威机构，也是世界卫生组织食品污染物监测合作中心和世界卫生组织食源性致病菌心实验室。最基层的即是县区级食品卫生检验机构，主要是按照食品卫生标准检验方法开展常规检验工作，完成食物一般成分、重金属、包装材料、部分农药残留、菌落总数等检测。从2000年开始，在科技部多项基金的启动下，卫生部门进一步完善其食品安全监测系统，包括对食品污染物监测和食源性疾病监测等。

为明确卫生监督中心与原卫生监督司的关系，2002年卫生部又将原卫生监督司改组为卫生执法监督司。改革的思路可能是想将"卫生监督"中的技术检验层面与处罚层面分离开来。与此相应，2005年1月5日，卫生部第39号令发布《关于监督体系建设的若干规定》，规定"中央、省、设区的市、县级人民政府卫生行政部门内设卫生监督机构并下设卫生监督执行机构,负责辖区卫生监督工作。县级卫生监督机构可在乡镇派驻卫生监督人员"。2006年初又将原卫生执法监督司改组为卫生部卫生监督局。据有关解释,机构名称由司变成局,有执法监督的意义。同时,卫生监督中心被确定为事业单位,使其避免占用行政机关编制的麻烦(新京报,2006)。卫生监督中心的执法职能被剥夺,转向受理等纯技术性的工作,如负责承办法定范围内的行政许可和资质认定,承担制订卫生监督执法检验技术规范;开展卫生法律、法规、标准宣传教育;协助开展卫生监督检查,配合查处大案要案。

地方并未跟风国家层面的频繁调整,而是结合地方的实际进行了处理。一般将卫生防疫站更名为疾病预防控制中心,有些地方将之与卫生监督所分设,有些地方同时挂卫生局卫生监督所的牌子,成为主要卫生执法部门。卫生行政部门的卫生监督处(室)则仅指导和管理各卫生监督所的工作,不负责具体执法。无论是哪一种模式,卫生执法特别是食品卫生执法都转到卫生监督所,主要包括食品卫生许可证的发放和查处违反食品卫生法的行为。卫生行政部门和卫生监督所一直设到区县级。大部分地区的农村及乡镇日常卫生监督工作仍由乡镇卫生院防保组承担,县(区)级卫生监督所承担业务指导、行政强制措施和行政处罚职能。值得一提的是,尽管卫生监督是一支执法队伍,但一直都是由地方块块管理,没有统一的经费来源甚至制服,因此在执法能力甚至是队伍建设和机构设置上都相当依赖同级地方政府。参照公务员管理的身份使得一些财力紧张的地方甚至连执法队伍的基本工资都无法保障。

尽管技术和执法分离是卫生系统在食品监管方面的一个主要方向,且疾控中心为食品卫生监督执法提供技术支持的精神已经明确,但是执法和监测事实上很难分得十分清楚,因而地方层面卫生监督机构和疾控机构仍在为卫生监测权争论不休,如一些基层的疾病预防控制机构认为,随着卫生监督体制改革和疾病预防控制体制改革的完成,卫生监测检验的职能已整体转移至各级疾病预防控制中心,新成立的卫生监督机构已不再具有卫生监测职能。但一些卫生监督机构主张卫生监督与现行行政执法含义并非完全相同,它还带有技术层面的监测、业务指导和规范的含义，认为按照现行的法律法规，自己独立开展卫生监测检验也是合法的，① 因此仍自行开展卫生监测检验。

经国务院批准，2008年9月1日卫生部公布的新"三定"方案再次强调了食品安全监管和食品卫生许可监管的职责分工，原卫生部卫生监督局调整为一个新司局——"食品安全综合协调与卫生监督局"，负担起食品安全重大事故查处、卫生行政执法的职责。2009年食品卫生法将食品安全具体监督执法职能从各级卫生行政部门剥离，这给地方的卫生监督所带来致命一击：餐饮消费职能从卫生监督所划出，卫生监督失去绝大部分的收入来源，更主要的是，承担了十年食品卫生监管职能的卫生监督所，其未来将如何定位？各级卫生监督所都人心惶惶，甚至有基层卫生监督人员指出，卫生监督队伍正在被肢解，大有濒临解体的危险。

（二）走向综合执法：农业部门

主管农业与农村经济发展的农业部门，负责种植、养殖环节的农产品质量安全监管工作。它既是农业产业的行业管理部门，也是初级农产品质量安全监管部门；既负责农业生产过程的管理，又负责质量安全监管。这种集"行业"管理与"执法"于一体的身份，使得农业部门的监管之路显得格外复杂。为加强农产品质量安全而进行的改革主要分三个方面展开：一是政企分开，二是区分检验检测与监督处罚；三是整合执法队伍，推行综合执法体制改革。

种子管理体制改革的重点是实行政企分开。根据国务院办公厅关于推进种子管理体制改革加强市场监管的意见（国办发〔2006〕40号文），

---

① 如《公共场所卫生管理条例》规定的卫生监督职责包括进行食品卫生监测、检验和技术指导和对公共场所进行卫生监测和技术指导。《生活饮用水卫生监督管理办法》也规定，县级以上人民政府卫生行政部门负责本行政区域内饮用水卫生监督监测工作。卫生部《关于卫生监督体系建设的若干规定》明确指出，各级卫生监督机构应当根据工作需要配备相关专业技术人员和条件，承担卫生监督的现场检测、执法取证工作。卫生部《关于卫生监督体系建设的实施意见》进一步规定，卫生监督机构是行政执法机构，应加强卫生监督机构的技术手段和能力建设，配备快速检测设备，开展快速检测技术培训，规范设备使用，提高执法技术水平。因此，一些人主张，代表卫生行政部门履行卫生监督职责的卫生监督机构有责任进行相关卫生监测、检验和技术指导。

要依照《中华人民共和国种子法》规定，将种子生产经营机构从农业行政主管部门剥离出去，实现人、财、物的彻底分开。农业行政主管部门及其工作人员不得参与和从事种子生产、经营活动；种子生产经营机构不得参与和从事种子行政管理工作。剥离出来的种子生产经营机构依照有关规定移交同级国有资产监督管理机构管理。一些地方事业单位性质的种子生产经营机构，应当剥离经营职能，整体转化为种子技术推广服务单位或与种子管理、农业技术推广部门合并，不再从事种子生产经营活动。意见还要求，种子生产经营机构与农业行政管理部门的分开工作要在2007年6月底之前完成。到期未分开的种子生产经营机构，自2007年7月1日起，不得从事种子生产经营活动，农业行政主管部门不得再向其核发种子生产经营许可证，工商行政管理机关不再核发营业执照或办理年检，金融机构不得提供贷款，财政、发展改革、农业等部门不得安排项目和提供资金支持。改革后的种子管理机构与综合执法机构在职能上有明显的不同：前者主要承担品种区试、田间试验、质量检验、信息服务等行业管理，后者主要承担行政处罚。

2005年国务院出台《关于推进兽医管理体制改革的若干意见》（国发〔2005〕15号），正式拉开兽医体制改革的序幕。兽医体制改革则将乡镇畜牧兽医站的经营性职能从公益性职能中剥离开来，明确乡镇兽牧医站的职能以动物防疫、检疫和公益性技术推广为主。动物防疫、检疫、监督职能由动物卫生监督机构依照法律授权承担，暂未纳入农业综合执法。国家组建了以农业部兽医局、中国动物疫病预防控制中心、中国兽医药品监察所、中国动物卫生与流行病学中心及以四个分中心为主体的中央级动物疫病防控体系。整合动物防疫、检疫、监督等各类机构及其行政执法职能的动物卫生监督机构在省、市、县三级组建起来，希望借此理顺行政、执法、技术支持三类兽医机构的职能。

设立在县乡两级，为农民提供种植业、畜牧业、渔业、林业、农业机械、水利等科研成果和实用技术服务的基层农业技术推广体系也承担了部分经营职能组织。该组织以前承担了很多农村经营管理的职能，如农资供应、动物疾病诊疗以及产后加工、营销等。根据《国务院关于深化改革加强基层农业技术推广体系建设的意见》（国发〔2006〕30号文），农村经营管理系统不再列入基层农业技术推广体系,将国家基层农业技术推广机构中承担的经营类职能分离出来,按市场化方式运作。基层农业技术推广机构完全集中于公益性职能,主要包括:关键技术的引进、试验、示范,农作物和林木病虫害、动物疫病及农业灾害的监测、预报、防治和处置,农产品生产过程中的质量安全检测、监测和强制性检验,农业资源、森林资源、农业生态环境和农业投入品使用监测,水资源管理和防汛抗旱技术服务,农业公共信息和培训教育服务等。为体现农技推广的公益性,已设立农业执法机构实行农业综合执法试点的地方,往往将由相关农业技术推广机构承担的行政委托执法职能,划归该农业执法机构承担,农业技术推广机构不再受行政委托承担执法职能。

综合执法机构的监督处罚有时需要以检验检测机构出具的技术鉴定作为处罚的证据,农业部门日益认识到检验检测与监督处罚是一个监管流程的不同环节。因此,建立综合性和有公信力的检验检测机构,为农业执法提供技术支撑,成为农业部门近年来的工作重点。各类农产品检测机构的发展可谓迅猛。2003年底,农业部门在全国建设了280个国家级和部级农产品质量监督检验检疫中心,并指导全国1/3的地市县建立了以快速检测为主的农产品质量安全检测站(国务院发展研究中心,2004)。到2006年,已建设国家级(部级)质检中心323个、省地县级农产品检测机构1780个,初步形成了部、省、县相互配套、互为补充的农产品质量安全检验检测体系(农业部关于印发《农产品质量安全体系建设"十一五"规划》的通知,2008)。2007年,农业部启动"全国农产品质量安全检验检测体系建设"项目,到2010年,农业部将在现有基础上,投资装备1个部级农产品质量标准与检测技术研究中心、42个部级专业性质检中心、15个部级优势农产品区域性质检中心、36个省级综合性质检中心和1200个县级质检站,进一步提升农业质检机构的检测能力和水平,省级以上质检机构的检测能力基本达到发达国家同类质检机构水平(农业部,2006)。

在政企分开、监督与检测分离的同时,农业部大力推行综合执法改革。所谓农业综合执法,是将法律法规赋予农业部门的行政执法权统一委托由农业部门内设的特定执法机构集中行使的专职执法,综合执法大队一般具体负责包括种子、农药、肥料、无公害农产品、绿色食品、农业生态环境保护、蔬菜基地建设保护、植物检疫等方面违法案件的查处。旧体制下农业行政主管部门的各个专业科室按职能分别行使某个方面的执法职能，形成了分散的执法局面，执法机构分设过细带来的人、财、物分散和执法无力。1999年以来，农业部先后在福建、浙江、江苏等省开展农业综合行政执法试点工作，试图进一步理顺农业系统内部的关系。2002年新修订颁布实施的《中华人民共和国农业法》规定："县级以上地方人民政府农业行政主管部门应当在其职责范围内健全行政执法队伍，实行综合执法，提高执法效率和水平。"根据2002年《全国农业行政执法工作情况通报》，全国已有970多个县市（地）组建了农业综合执法机构。2004年农业部下发《关于继续推进农业综合执法试点工作的意见》（农政发［2004］4号），在原100个综合执法试点的基础上又新增100个试点县。截至2005年底，有30个省（区、市）、1539个县（市）开展了农业综合执法工作，成立了7个省级农业综合执法机构、168个市地级农业综合执法机构、1655个县市级农业综合执法机构。（国务院办公厅，2006）

随着改革的逐渐展开和经验的积累，农业执法的定位日益清晰。从农业系统内执法单位之间的关系来看，农业综合执法机构主要侧重农业投入品和农产品质量安全执法；动物卫生监督机构主要负责动物防疫、检疫和监督；渔政监督管理机构主要负责渔政、渔港、渔船检验、水生野生动物保护等执法；植物检疫机构主要负责植物检疫执法。在兽药、饲料、种畜禽等检查、处罚方面，如地方设有畜牧兽医局的，往往由动物卫生监督机构一并承担，实行畜牧兽医部门的综合执法；未单独设置的，则由当地农业行政主管部门决定具体承担单位（陈晓华副部长在2008年全国农业政策法规工作会议上的讲话）。同样，值得关注的是，农业部门的执法队伍也是由各地方自行负责，实行"块块管理"，而没有全国或全省统一的经费或人员安排。

由于农业部的农产品质量安全监管是分行业负责制，但是农产品质量安全监管工作分散于行业之间，如畜牧业司、兽医局、种植业司、渔业局等都是农产品质量安全的行业管理部门，这造成农业部内部几乎所有业务司局都与农产品质量安全工作相关。因此，内部的整合成为监管转型的重要问题。2005年6月农业部成立了农产品质量安全管理工作领导小组，负责组织、协调和指导全国农业系统开展农产品质量安全管理工作。各地方也逐级设立农产品质量安全监督管理工作领导小组，一般由农业部门行政首长任组长，行政副职兼任副组长，由内设市场、畜牧、水产、法规、农产品质检中心等相关处室负责人组成领导小组成员。2006年，农业部发布《关于加强农产品质量安全监管能力建设的意见》，要求：各级农业行政主管部门应明确一个归口管理机构，综合协调农产品质量安全工作。随后，《农产品质量安全法》颁布实施，由农业部负责综合性协调的市场与经济信息司来负责农产品的安全，负责农业部农产品质量安全管理重大事项的协调、决策和工作部署。农业部农产品质量安全领导小组办公室、全国菜篮子工程办公室也都设在市场与经济信息司。各地方也纷纷以市场与经济信息处（室）作为农产品质量的主要综合管理机构，从组织上保证了农产品质量安全工作的展开。

（三）从小摊贩管理走向市场管理：工商部门

食品主要通过市场流通，因此作为市场监督管理和行政执法主体的工商行政管理部门必然卷入到食品安全监管中来。工商部门的设立最早可以追溯到党在井冈山建立革命根据地时期，新中国成立后，组建了私营企业局，在一些大中城市，为了加强市场管理，设置了商品交易所。1959年到1961年，针对农村集市贸易和城市自由市场恢复和发展的情况，各地开始在农村较大集镇和城市自由市场设置市场管理所。1978年私营企业局重建，并更名为工商行政管理局，主要负责打击和查处各种违反国家计划的商品交易行为：如查处倒卖国家物资，倒卖粮、布票等行为；打击手表、药材、电器等产品的走私活动；清理路边卖花生、烧鸡、农副产品等小商贩。很多基层工商人员的办公方式是每天以步行或者骑自行车的方式下去检查，发现路边有卖菜、卖花生、卖鸡的小商贩立即将所卖物品进行没收。一些基层工作人员这样形容自己的主要工作，"天天下去转，查个小地摊，收秤又收物，管个小商贩"。1978年9月以后，国务院在决定建立和加强工商行政管理机构时，将基层市场管理所统一改为工商行政管理所。"在目前政府维护市场秩序的职能部门中，工商行政管理部门是唯一拥有基层工商所的部门，是唯一能够把维护市场秩序的触角延伸到乡镇的部门，是唯一能够进行市场主体准入、交易、竞争、退出全程监管的综合执法部门。"（周伯华，2010）值得一提的是，我国工商所的布局可谓广密，基本实现了"哪里有市场行为，哪里就有工商监管"。事实上，工商所的布局可能太过繁密，以至于整合基层工商所、实现其科学合理的布局成为后来改革的一项重要内容。

随着改革开放的推进，工商行政管理机关的工作重心也逐渐发生变化，转向积极培育和管理城乡集贸市场等有形市场，甚至自己贷款建造集贸市场。党的十二届三中全会通过《中共中央关于经济体制改革的决定》后，大量的农民进城经商，加上外资企业的引进，市场逐步发展壮大。工商行政管理机关一方面积极协助有关部门共同开办市场，一方面组织工商人员进驻市场进行具体管理。随着市场经济体制的逐步建立，工商行政管理机关直接介入经济的职能逐步淡出，在当好"裁判员"、不再做"运动员"的理念指导下，工商行政管理机关的工作重心转向监管社会主义统一大市场。1996年国务院核定36万工商所行政编制，基层工商所人员纳入国家公务员队伍。为了加强市场监管和行政执法、克服原体制下受地方保护主义的干扰，增强工商行政管理机关执法工作的统一性、权威性和有效性，1998年工商行政管理系统实行省以下垂直管理。2001年，工商总局《关于工商行政管理机关限期与所办市场彻底脱钩有关问题的意见》指出，工商行政管理机关与所办市场彻底脱钩，是维护市场监管执法公正性和权威性的前提。工商行政管理机关不再介入市场的开发建设、招商引资、物业管理，其职能主要转向注册登记、市场监管、查处违法行为、维护市场稳定，规范市场经营行为与秩序，促进市场经济健康有序的发展，维护消费者权益。

为加强对消费者权益的保护，国务院在机构改革中批准国家工商总局增设消费者权益保护司。在1998年之前，国家工商总局只是在公平交易局下设消费者权益保护处，1998年的机构改革将消费者权益保护处升格为消费者权益保护司。据首任司长母建华回忆："……针对市场上制售假冒伪劣商品问题比较突出的现实情况，当时的国家工商总局领导认为，随着市场经济发展，工商机关的市场管理职能要加强，消费者权益保护的力量也需要加强。在公平交易局下面的消费者保护处力量薄弱，……保护消费者权益的行政力量较为分散。因此，当时的国家工商总局领导就提出要增加力量，把该处提升为司级单位。"（任震宇，2008）2001年，工商局升格为正部级，消费者权益保护司改名为消费者权益保护局。

　　从2004年开始，"食品安全"逐步成为工商机关工作的重点。通过对食品生产、经营企业和个体工商户进行检查，审查其主体资格，执行卫生许可前置审批规定，查处假冒伪劣产品和无照加工经营农副产品与食品等违法行为，负责农产品和食品商标注册和商标管理工作，保护商标专用权，组织查处商标侵权行为等，工商部门积极参与到食品安全监管中来。2006年，国家工商总局下发《工商系统流通环节食品安全监督管理责任及责任追究办法（试行）》，进一步厘清工商系统内部食品安全监管的职责。《办法》规定，由消费者权益保护机构负责组织协调相关内设机构开展流通环节食品安全监管执法工作，登记注册、公平交易、市场管理、商标广告、12315等机构按照职责分工负责组织开展职责范围内的食品安全监管执法，法制机构负责组织开展食品安全行政执法监督，人事机构负责对食品安全监管执法力量的配备和人事管理，监察机构负责对食品安全监管执法工作进行行政监察。工商系统将自己对食品安全的监管执法定位在保护消费者权益上。

　　随着食品安全问题进一步严峻，根据《国家工商行政管理总局主要职责、内设机构和人员编制规定》，2008年8月，国家工商总局增设食品流通监督管理司，将原消费者权益保护局的一部分监管职能划归该司，由该司专门负责流通环节食品安全监督管理。其具体职责是：拟订流通环节食品安全监督管理的具体措施、办法；组织实施流通环节食品安全监督检查、质量监测及相关市场准入制度；承担流通环节食品安全重大突发事件应对处置和重大食品安全案件查处工作。这表明，工商总局对食品安全监管已经从消费者权益保护这一被动"不告不理"方式转向主动的市场监管。

　　目前工商系统特别是基层工商所面临的最大挑战之一，是2008年9月1日财政部、国家发展改革委、国家工商总局三部门明文规定停止征收个体工商户管理费和集贸市场管理费。这一规定无疑有助于减轻个体工商户与市场经营户所受的歧视，有利于其发展壮大。但是，对于基层工商所而言，这将是一个重大的挑战，以收费论英雄的做法，使大多数基层工商所形成了"一切为了收费"的工作理念。80%以上精力投放于收费的基层工商所的同志在不收费之后处于茫然状态，不知道应该干什么（郴州市工商行政管理局课题组，2010）。工商总局局长周伯华在各地工商所调研时也称：基层工商所要实行根本的转变，由过去收费式的管理转变为依法监管，由处罚式监管转变为更加重视行政指导的监管，将工作重心放到食品安全监管等上来。

不同于其他几个监管部门的是，工商系统对流通领域的食品质量监管，并不具备相应的检测手段和工具。工商系统认为这严重制约了其职能的行使，从而使得其检查往往停留于一些物理方面的指标，如厂名、厂址、日期、QS（质量安全）标志等，对生化指标基本没办法检测。为解决这一问题，目前各级工商系统已经在配备食品安全快速检测箱。但按照法律规定只有国家规定的专业机构出具的检验证明才具有法律效力，工商部门用食品快速检测设备检验出的结果是没有法律效力的。如果基层工商所把食品安全快速检测设备检验出的结果作为处罚证据，一旦对行政行为相对人作出处罚决定后，工商部门将存在被行政诉讼的风险。

（四）从技术监督走向质量管理：质检部门

食品属于产品，因此负责产品质量监管的质检部门也是食品监管的主要部门之一。1993年，国家技术监督局成立，转入国家经委质量管理的部分职能。1998年更名为国家质量技术监督局，并依据《产品质量法》第八条"国务院产品质量监督部门主管全国产品质量监督工作"的规定，开始承担食品质量安全监管工作。1999年，根据《国务院办公厅关于印发国家出入境检验检疫局职能配置、内设机构和人员编制规定的通知》（国办发〔1999〕59号），原由卫生部承担的食品卫生国家标准的审批、发布职能，农药质量工作的宏观指导和农药质量的监督职能交由质量技术监督局负责。同时，国务院决定将原国家商检局、原国家动植物检疫局和国家卫生检疫局合并组成国家出入境检验检疫局统一管理全国进出口食品工作。通过改革实现了立法权和执法权的分离,立法职能划归卫生、农业等部门,质检的职能得到整合,执法权力得到强化。

由于质量技术监督系统的属地化管理体制难以保证独立、统一、严格、公正执法,同年国家决定在全国省以下质量技术监督系统实行垂直管理,以排除各种干扰,保证执法的权威性和公正性,强化监督职能,加大执法力度。2001年4月,为强化市场监管以及应对WTO、与国际惯例接轨,国务院批准将原国家出入境检验检疫局和国家质量技术监督局合并,成立国家质量监督检验检疫总局,下辖质量技术监督和出入境检验检疫两个执法系统,进出口食品的监管职能因机构合并,划归质量监督检验检疫部门(国发〔2001〕13号文)。

正如郎和希斯曼(Lang & Heasman. 2004)所言,发展中国家食品监管的一个常见现象是,对内食品和对外食品使用两套不同的标准和体系,往往对外食品要求更严一些。2001年国家质量监督检验检疫总局的成立,是向整合对内食品和对外食品所迈出的重要一步,正如当时各大媒体的报道所称:"……合并有利于适应国内统一的经济体系和全球经济一体化的趋势",但在国家质检总局内部,进出口食品和对内食品监管仍实施不同管理体制。出入境检验检疫机构由国家质检总局垂直管理,而对省级质量技术监督机构实行业务领导。根据2002年《关于地方质量技术监督部门和各地出入境检验检疫机构认证工作分工的意见》,大致以"企业是否有进出口业务"来划分两者的管辖范围。

从质检总局对国内食品的监管来看,国家质检总局几乎所有的业务司局都涉及食品安全管理,包括:质量管理司、卫生监督监管司、动植物检验监管局、检验监管司、进出口食品安全局、产品质量监督司、执法督查司(国家质检总局打假办公室)等。除进出口食品的安全管理集中于进出口食品安全局和动植物检验监管局之外,加工食品的安全监管分散于其他业务司局等多个部门。面对食品安全工作的严峻形势,国家质检总局于2005年5月成立食品安全监管领导小组,此后全国31个省质监部门先后成立领导小组。同年11月成立食品生产监管司,全面负责食品生产加工环节的质量监督和日常安全卫生监管,以加强从源头抓好食品安全的组织领导工作。之后各地方质监部门相应成立食品监管处（室）。全国有13个省专门成立了省政府领导任组长的食品生产加工业整顿领导小组，10个省成立省质监局一把手任组长的食品生产加工业整顿领导小组（邬建平，2006）。

目前，质量监督检验检疫部门在全国共建有2500多个食品、农产品检测技术机构。建立了28个涉及农产品、食品的国家产品质量监督检验中心，两个国家级涉及食品检测分析的研究所；31个省（自治区、直辖市）、5个计划单列市、381个地市、2000多个县的质量技术监督部门都建有农产品、食品监督检验检测机构；同时，分布于全国各地的出入境检验检疫局在全国建有163个检验检疫技术中心，300多个食品检测实验室。近年来，根据国际形势的发展，还专门建立了多个疯牛病检测实验室和26个转基因产品检测实验室（国务院发展研究中心，2004）。

二、协调的努力

面对众多部门参与监管的情况，中国政府一直在努力进行协调。2003年以来，国务院每年召开1—2次全国性会议，部署食品安全专项整治工作，并在国务院常务会议上专题研究食品安全问题（惠鲁生，2007）。协调的努力主要体现在三个方面：一是理顺监管机构之间的职能交叉情况；二是组建综合协调机构；三是确立地方政府负总责的责任体制。

（一）理顺监管机构职能

2001年针对工商部门和质监部门在流通领域产品质量监管的部分职权重叠，国务院办公厅国办发2001-56号《国家质量技术监督总局职能配置内设机构和人员编制规定》及国办发2001-57号《国家工商行政管理总局职能配置内设机构和人员编制规定》的职能调整中规定，"将原国家质量技术监督局负责的流通领域商品质量监督管理的职能划入国家工商行政管理总局。国家工商行政管理总局和国家质量监督检验检疫总局在质量监督方面的职责分工为：国家工商行政管理总局负责流通领域的商品质量监督管理，国家质量监督检验检疫总局负责生产领域的产品质量监督管理。国家工商行政管理总局在实施流通领域商品质量监督管理中查出的属于生产环节引起的产品质量问题，移交国家质量监督检验检疫总局处理。按照上述分工，两部门要密切配合，对同一问题不能重复检查、重复处理"。

这种针对具体工作中的职能交叠而下文进行调整的努力，贯穿于整个食品安全监管改革中，最大型的一次要数2004年。《国务院关于进一步加强食品安全工作的决定》（国发〔2004〕23号）和中央机构编制委员会办公室《关于进一步明确食品安全监管部门职责分工有关问题的通知》（中央编办发〔2004〕35号）规定：食品安全的监管权由国家质检总局、国家工商总局、卫生部、农业部、国家食品药品监督管理局以及国家标准化委员会共同行使。分工的原则是一个监管环节由一个部门负责，采取分段监管为主、品种监管为辅的方式，进一步理顺食品安全监管职能，明确责任：农业部门负责初级农产品生产环节的监管；质检部门负责食品生产加工环节的监管，将现由卫生部门承担的食品生产加工环节的卫生监管职责划归质检部门；工商部门负责食品流通环节的监管；卫生部门负责餐饮业和食堂等消费环节的监管；食品药品监管部门负责对食品安全的综合监督，组织协调和依法组织查处重大事故。按照责权一致的原则，建立食品安全监管责任制和责任追究制。此外，还要求加强食品信息管理与综合利用，构建部门间信息沟通平台，实现互联互通和资源共享。2007年7月25日，国务院又通过《关于加强食品等产品安全监督管理的特别规定》，再次强调了上述精神与原则。

（二）成立综合协调机构

成立综合协调机构的尝试从组建国家食品药品监督管理局开始，到后来成立国务院产品质量和食品安全领导小组，再到2008年新一轮机构改革中确立卫生部为主要食品安全综合协调部门。

2003年，在原药品监督管理局的基础上组建食品药品监督管理局（SFDA），SFDA的成立标志着国家层面的食品安全监管机构以独立执法者的身份出现。"SFDA把直接和人体接触的东西，吃的用的，直接接触皮肤的，放在一起统一管理，是比较科学的，因为它有很多检查指标和手段都是类似的。放在一起监督，可以节约很多资源。这是当时将食品纳入药监局时较多的声音"（李鸿谷，2008）。SFDA在食品安全监管方面的主要职责被概括为如下三项："食品安全管理的综合监督、组织协调和依法组织开展对重大事故查处的职责"（国办发〔2003〕31号文）。然而，SFDA自成立以来，工作重心一直放在药品上。直至2004年安徽阜阳大头奶粉案惊动了国务院，温家宝总理亲自批示，要求彻查，SFDA正式开始介入食品安全监管中。SFDA中涉及食物安全监管的主要有两个司：一是食品安全协调司，二是食品安全监察司。这两个司的职能包括食品、保健品安全管理的综合协调、监督实施，监测评价体系、综合信息发布，食品安全标准的综合协调，重大事故的组织查处，专项执法监督及相关研究、工作规划等。此外，政策法规司参与食品、保健品安全管理法律起草及发展战略研究工作。

尽管如此，SFDA一直受到来自其他几个监管部门特别是卫生部的抵制。这部分地解释了SFDA在食品安全监管方面的有限权力，被戏称为"宣传局"、"调研局"：作为副部级的SFDA很难有效协调其他几个正部级单位；同时SFDA在省以下的资源和能力都非常有限，它的食品监管机构往往只设置到省一级。尽管如此，SFDA还是在综合协调方面作出了不少努力，比如组织制定、实施"食品药品放心工程"，要求各省、自治区、直辖市人民政府和国务院各有关部门应每半个月将本地区、本系统实施食品药品放心工程的情况向国家食品药品监督管理局通报一次。SFDA还组织制定《食品安全监管信息发布暂行管理办法》，开展食品安全工作专项检查。SFDA更是积极推动成立"食品安全委员会"，借助地方行政首长的力量来实现相关食品监管部门之间的合作。以省为例，食品安全委员会一般由主管副省长牵头，由食品安全相关部门首长组成，省SFDA局长是委员会副主席，委员会办公室一般设在省SFDA大楼里面。截至2005年，除新疆以外各省级单位均成立了食品安全委员会。

然而，SFDA首任局长郑筱萸因药品监管方面的问题认罪后，综合协调的力量弱化，食品监管机构之间的权力斗争进一步加剧。2007年7月25日，国务院常务会议审议通过了《国务院关于加强食品等产品安全监督管理的特别规定（草案）》，决定成立国务院产品质量和食品安全领导小组，主要职责是统筹协调产品质量和食品安全重大问题，统一部署有关重大行动；督促检查产品质量和食品安全有关政策的贯彻落实和工作进展情况。办公室主任由时任质检总局局长李长江兼任，领导小组办公室设在质检总局，承担领导小组的日常工作，研究提出加强产品质量和食品安全工作的政策建议，督查落实领导小组议定事项，开展调查研究，分析舆情，对外发布信息。

2008年中央政府再次机构重组，明确卫生部在食品安全监管中的综合协调职能。8月质检总局食品安全司司长自杀；在震惊全国的三聚氰胺案中，大批官员被追究责任，质检总局局长李长江引咎辞职。在这样的背景下，卫生部的机构改革方案出台。卫生部牵头建立食品安全综合协调机制，负责食品安全综合监督；增加卫生部组织制定食品安全标准、药品法典、建立国家基本药物制度的职责，将综合协调食品安全、组织查处食品安全重大事故的职责由SFDA划入卫生部；将食品卫生许可，餐饮业、食堂等消费环节食品安全监管和保健食品、化妆品卫生监督管理职责由卫生部划给SFDA。(《卫生部主要职责内设机构和人员编制规定》)

SFDA新设"食品许可司"，承接原卫生部具有的"食品卫生许可，餐饮业、食堂等消费环节食品安全监管和保健食品、化妆品卫生监督管理"职能。SFDA的"食品安全协调司"被取消（国办发［2008］100号文）。原SFDA的另一个与食品相关的内设司——食品安全监察司没有在名称上作出改变，但实质上"等于做实了"（王世玲，2008），SFDA负责餐饮业、食堂等消费环节的监管。通过这项改革，食品卫生领域体现了决策和监管的分离，SFDA正式获得了食品安全监管的执法主体资格。

仅此似乎仍然不够，更亮眼的举措是在2010年2月。国务院成立国务院食品安全委员会，主要职责是分析食品安全形势，研究部署、统筹指导食品安全工作；提出食品安全监管的重大政策措施；督促落实食品安全监管责任。作为国务院食品安全工作的高层次议事协调机构，国务院食品安全委员会由3位副总理携15部长就任，是目前国务院29个议事协调机构中少有的高规格安排。

(三) 地方政府负总责

与一些国家在食品安全监管上的集权趋势不同的是，中国强调地方政府对食品安全的责任。1982 年食品卫生法（试行）中明确由食品生产经营企业的主管部门负责本系统的食品卫生工作，1995 年食品卫生法再次强调各级人民政府的食品生产经营管理部门应当加强食品卫生管理工作。此后，食品安全由行业主管部门管理的趋势慢慢发生变化。2002 年《国务院关于加强新阶段"菜篮子"工作的通知》（国发〔2002〕15 号文）明确提出，保障产品的质量卫生安全是市长和主产区（省、地、县）行政领导的责任目标。2004 年《国务院关于进一步加强食品安全工作的决定》将食品安全由地方政府负责的基调确定下来：地方各级人民政府对当地食品安全负总责，统一领导、协调本地区的食品安全监管和整治工作。新食品安全法草案中也规定：县级以上地方人民政府对本行政区域的食品安全监督管理负总责，统一领导、协调本行政区域的食品安全监督管理工作。2008 年 10 月 6 日，国务院常务会议再次强调地方各级人民政府要对当地食品安全负总责。2009 年的食品卫生法更是把地方政府负总责确立为一项基本原则，不仅要求县级以上地方人民政府统一负责、领导、组织、协调本行政区域的食品安全监督管理工作，更赋予对食品安全监督管理部门进行评议、考核的权力。同时，也对地方政府及各监管部门不履职或渎职等行为制定了罚则，第一次在食品领域的法律法规内提出：在出现重大事故造成严重后果时，主要负责人应该引咎辞职。

食品安全涉及多个部门，实际监管需要各部门的协调配合，各级政府本身就是这样一个起综合协调作用的部门，因此，将食品安全协调交由各级地方政府似乎理所当然。再加上全国各地情况不一，区域经济发展程度差距比较大，食品安全交由地方政府管理，可以让地方充分发挥自主权，因地制宜。加之我国食品业的一个重要特点是食品生产企业多、小、散、乱。100 多万个食品生产单位中约 70% 是 10 人以下的家庭小作坊，大多不具备生产合格食品的必备条件。而食品经营企业达 300 多万家，大多为个体工商户，缺乏必要的设施，经营管理落后（富子梅，2004）。农产品生产多以农户为单位，分布广、散、偏，而且往往缺乏基本的食品安全常识，以至于常常在无知的情况下使用违禁药物。这给管理工作带来了极大的难度。基于我国食品业的这一特点，由地方政府承担起监管食品安全的总责任似是合理的选择。

三、中国食品安全监管全图

通过前面的讨论，我们可以大略地窥见中国食品安全监管的图景，农业部负责农产品生产环节的监管；国家质量监督检验检疫总局负责食品生产加工环节和进出口食品安全的监管；国家工商行政管理总局负责食品流通环节的监管；食品药品监督管理局负责餐饮业、食堂等消费环节食品安全监管；卫生部承担食品安全综合协调、组织查处食品安全重大事故的责任。图2-2从横向和纵向反映了我国食品安全监管的全图。当然，食品药品监督管理局并没有食品安全的执法队伍，如何整合卫生系统原从事食品卫生执法的卫生监督队伍，正是2009年食品安全法以后地方改革的一个重要方面。

对于食品生产经营企业而言，首先由卫生监督所发放食品卫生许可证。[①] 一些特殊产品还需遵循行业管理办法，如农药、兽药等需领取主管部门发放的登记证和生产许可证，之后才能向工商部门领取营业执照。根据质检系统推出的市场准入制度，食品生产经营企业必须具备质检总局提出的生产条件，并实行出厂的强制性检验。农业部则实行无公害农产品、绿色食品、有机食品认证，并根据农产品不同的特点，推行产品分级包装上市和产地标志制度。根据"谁发证谁管理"的原则，食品生产经营企业需要同时接受工商部门、行业主管部门、卫生部门、质检部门的监管。卫生部门查许可证、卫生标准、生产环境，行业主管部门管行业规范，工商部门管违规经营，质检部门查质量标准。在实施食品质量抽检方面，四家检测机构都有权依据法律的规定，各自实施或者委托食品检测机构进行食品质量的抽检；在信息公布方面，四个行政部门都

---

① 2009年食品安全法将卫生许可证取消，改为食品流通许可证，由食品药品监督管理局或工商局发放。

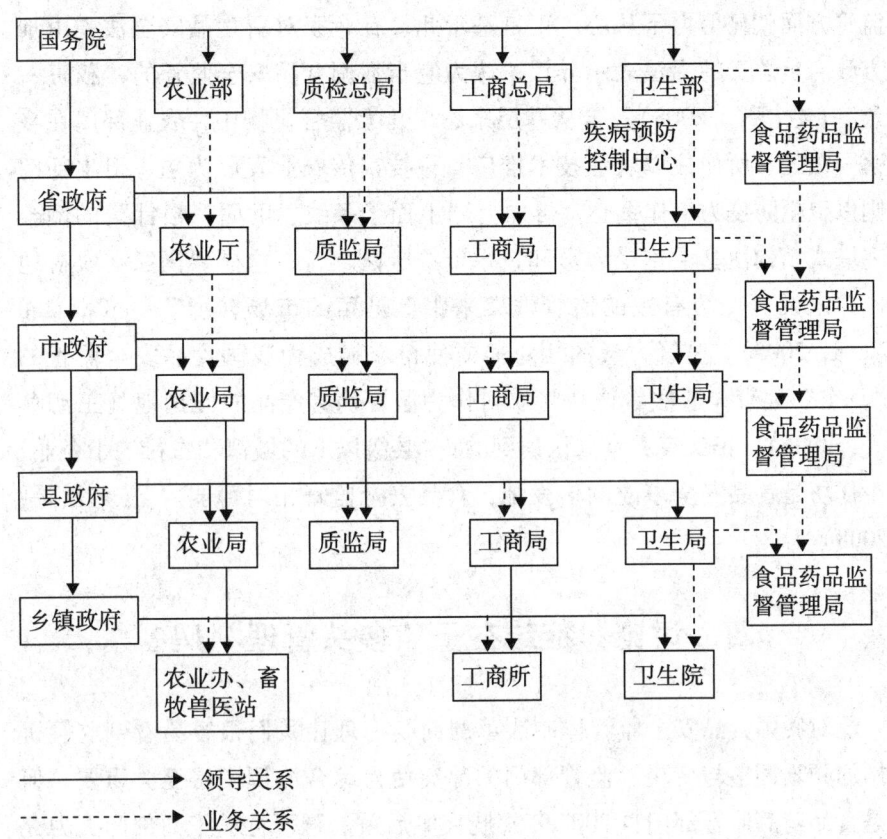

图2-2 中国食品安全监管图

能各自公布食品质量抽检的结果；在对违法行为的行政处罚方面，对同一违法行为，四家执法队伍都能分别根据食品安全法、产品质量法、消费者权益保护法、农产品质量法等给予行政处罚。

从纵向来看，食品安全的四个监管部门都至少设到县一级，其中农业和工商一直设到乡镇一级。① 工商和质监都实行省以下垂直管理，而农业和卫生则仍以属地管理为主。这样，市县级政府在综合协调食品安全

---

① 农业部门的综合执法队伍仍只设到区县一级，但是农业部门在乡镇有站所，尽管其职责并不以食品监管为主但仍附带履行一些相关职能。卫生监督所并未设到乡镇一级，相关工作主要由乡镇一级的卫生院临时承担，食品药品监督管理局目前对食品监管队伍的建设仍只到区县一级。

监管方面就显得力不从心。正是基于此，有专家对新食品安全法中由地方政府负总责的提法表示异议，认为应当强调食品安全监管的"权责一致"（毛磊等，2008）。再从基层来看，几大监管机构中，农业部门在乡镇一级的站所往往以农业技术推广、科技宣传农业发展为主，卫生部门则以卫生防疫为工作重心，再加上"上面千条线、下面一根针"的倒金字塔式结构使基层饱受人员和技术资源匮乏之苦，这样"国家在农村地区并未设立一个有效的监管框架来跟上迅猛的市场转型"（Tam and Yang, 2005）。监管力量的相对薄弱使得农村成为我国食品安全监管的"真空"地带，造假者往往将农村作为假冒伪劣产品的倾销地（王海燕等，2004）。正如有关专家认识到的："县级以下的城镇和农村的小企业、小作坊是食品安全事故的多发地，食品安全监管相对薄弱。"（毛磊等，2008）

四、讨论：症结在于"多头管理"吗？

对我国食品安全监管体制改革的简要梳理让我们很容易看到监管机构的频繁调整与变更。监管部门的冲突使得综合协调变得至关重要，但是食品药品监管部门自 2007 年郑筱萸案后就一蹶不振；工商部门人力充足，工商所遍布全国各地，因此有足够的人力来实施食品监管所需要的大量繁重工作任务，但是他们最大的问题在于技术力量不足，对于食品安全这样需要专业技术和科学知识的任务，他们显得力不从心。而且，工商局是计划经济时代的主要市场管理部门，按原管理思路进行的市场管理在向市场经济转轨的过程中已经日益不适应，其主要市场管理职能已经一再被分解到其他部门，如商标局、知识产权局等。自 2007 年以来，质监局频繁出现在食品安全监管的舞台上，积极向国际社会就中国产品的质量进行辩护和说明，并大力开展起产品质量的追踪和检查。然而，2008 年三聚氰胺奶粉事件给质监局致命一击，再加上国家局食品司原司长跳楼自杀，质监局卷入电子监管门丑闻等使得其监管能力一再受到质疑。在这种情况下，卫生部门似乎成为最后的稻草，从技术和能力上来看，卫生部门都应该更适合承担此项重任，但是在医改问题上一再被责难的卫生部门"连医院那一块都管不过来，它怎么管得了食品？"而且，以卫生而非安全为食品监管的理念在今天显然已经不能满足人们的要求：卫生的食品不一定是安全的，存在问题的食品对人体的影响并不总是直接或明显的，常常需要较长时间的潜伏和积淀才会凸显，在这种情况下，仅仅通过人体患病后的症状来对食品市场进行干预有悖风险规制的基本理念。卫生部本身似乎也没有意愿要将食品监管独揽上身，而只是负责综合协调，旗下的卫生监督所一直以来承担的食品卫生职能也转移到食品药品监督管理局。正如几个监管部门都认识到的，"食品安全"是一块烫手的山芋，工作成效不容易看到，但是工作疏忽却很容易败露。任何部门如果要接过这块烫手的山芋，都需要通过不懈的努力和投入，以赢取民众的信任，换取其他部门的支持，得到被监管对象的配合，从而获得足够的政治支持，这样才能稳固自己的地位。

　　当两个或更多独立的官僚机构缺乏传统的内生性制度激励来执行政策，发现它们的执行权力交叠（即机构是冗余的），而在它们的管辖权限内存在着一定数量的服务需求时，这些机构会相互竞争，以确保这一市场的更大份额，从而获得财务和其他方面的收益。这是马沙（Mertha, 2006）所界定的政策执行市场。从我国近年来食品安全监管体制的变革来看，在监管政策执行市场上，监管机构之间的竞争因监管结构的变化而发生变化。在以往的监管结构下，各个部门之间的权力交叉、重复，彼此之间形成竞争，甚至监管机构本身的数量都是不确定的。这种结构给监管者带来相当大的成本，而且监管机构的重复设置无疑是极大的资源浪费，因此监管机构非常积极争取改革这种局面，以争夺自己的领地。经过约五年的改革，这种重复结构慢慢为分段结构所取代：几大主要监管机构逐渐确立了自己对市场中一个部分的垄断权，整个市场被分解为四个环节，每个监管机构掌握着一个环节的控制权。这种分段式监管结构在实际的运作中出现很多问题，比如因为诸多部门发证，所以后置部门往往只看前置部门的证件齐全就发证，而前置部门往往因后面还有多重关卡而放松警惕，这往往使得有些关卡形同虚设。以猪肉监管为例，基层动物防疫监督部门负责养殖环节，生猪出栏前，检疫人员上门检测，给合格的猪打上标记，开具检疫证明，运输车辆消毒证明、非疫区证明；

然后经屠宰,从屠宰厂出来的合格猪肉必须具备"畜产品检验合格证"和"动物产品检疫合格证明",进入市场后,工商部门采取不定期抽检的方式,监测猪肉产品质量。理论上,关口非常多,检测非常严密,问题猪肉应该是无处遁形。但事实上,养殖户拿到进入批发市场和屠宰场的通行证"动物产地检疫合格证明"并不难,检查人员基本靠目测。到了屠宰环节,由于缺乏检测设备等原因,只能靠在批发市场上不定期地抽检生猪,抽检率只有1%,基本上看见前面的证明齐全就开出证明放行。到了流通环节,工商部门称自己的抽检只能是"亡羊补牢"(钟怡群、劳锦华,2007)。

事实上,试图通过分段管理来分清所谓生产、销售和消费责任是不可能的。各监管机构之间权力的重复、交叠必然是食品安全监管领域的常态。三鹿奶粉事件更是集中体现出这种监管模式的严重缺陷:在现行监管模式下,奶站处于农业部门与质监部门的职责分界点边缘,具体归属关系并不确定。如果奶站从属于乳制品企业,其质量监督和日常卫生监管应由质监部门负责;若奶站不属于乳制品企业,主要是为养殖户提供挤奶服务,与乳制品企业的关系属于一般买卖关系,奶站的监管工作就应该是农业部门的职责范围。现代社会面临的问题越来越复杂,完全落在某一个职能部门"领地"内的情况也越来越少见。无论在理论上各段之间的界限可以划得如何清楚,实际中像奶站这样的模糊地带都一定存在,因此,尝试通过机构调整来厘清部门间的职责,这种努力将是徒然。

对于监管机构之间的重复、交叠情况,或许我们可以改变一下旧有的批判式眼光。

1969年劳蹈(Laudau,1969)在一篇开创性论文中指出:冗余不应该是一个贬义词。在生物系统中,冗余起到了非常重要的作用,人体中就存在着许多冗余的器官,如我们的两只耳朵、两只眼睛、两个肾等。这些重复的器官起着非常重要的补充或者替代的作用。在缺乏冗余的系统中,一旦一个环节失灵,整个系统就会陷入混乱,一个小的错误就会酿成一场大祸。将冗余构建到组织结构中,也并非都是不利的,它可以避免依靠单一机构所不可避免的风险性,可以使得组织比其任何一个组成部分都可靠。因此，行政冗余可以是有效政府的一个非常重要的部分。马沙（Mertha，2006）将这种"并行系统"的理念运用于解释中国知识产权政策的执行。他认为制度安排和官僚机构之间的竞争解释了为什么商标政策得到较好地执行而版权政策却没能得到较好地实施，原因在于商标政策中存在着多个执行机构带来的冗余，而版权政策中没有这种执行机构之间的交叠。谭外坤（音）和杨大力（Tam and Yang，2005）则认为在中国食品监管市场中的机构重叠并没有带来执行的高效率，原因在于食品安全执行的主要消费者很少或无法给执行机构提供额外支付。监管领域中也有许多文献指出，统一监管机构并非最佳策略，在监管契约不完整时，将监管权力在几个机构中分散比将之集中于一个监管机构中更好（Olsen and Torsvick，1995；Tirole，1994；Martimort，1997；Laffont and Martimort，1999）。不同监管机构之间的结构分离可以避免被某些利益集团所俘获——因为某一个机构只能控制企业绩效的一个维度，它的这种不完全知识使得它很难与企业共谋。从监管机构的这种结构分离中受损的正是那些效率低下的企业（Estache & Martimort，2008）。

从中国当前的情况来看，监管权力的交叠或重复对公共利益的保护可能更为有利，因为竞争成为约束监管者的重要力量。尽管看起来有悖常识，但是我们从农村食品市场的情况比城市更糟糕可以略见监管机构的密集对于食品安全而言可能并不是坏事。而对于监管机构而言，它们无疑是不喜欢有这种竞争的。笔者在查阅法院有关食品安全的诉讼材料时发现，很多诉讼都是几个监管部门之间围绕谁有监管权展开的。双方往往引经据典，称对方不具备相关领域的执法权，而所涉食品是否达到质量要求却无人关注。如果案件中的食品确实有问题，那么哪个部门"多管闲事"有什么关系？但是这些诉讼并不就所涉食品的质量进行辩护，而是就某机构是否有执法权争论不休，这非常典型地体现出监管机构争夺地盘、不愿意其他机构与自己竞争。这种"分散"体制最为人所诟病的地方在于资源的重复和浪费，不能"集中资源办大事"。比如当前各监管部门设立的各种检测机构和组建的执法队伍加总起来逾百万人，但具体环节的执法力量和检测力量都仍然非常薄弱。这样我们似乎面临一个两难处境：一方面，监管机构的重复设置使得它们相互牵制，从而带来正收益；另一方面，监管机构的重复设置又引发资源分散和浪费。如果单单指望由上级政府的力量来实施对监管者的监督，那么重复设置监管机构无疑是更为理性的选择，因为监管机构之间的竞争能够起到信息披露的作用，从而减少上级政府的监督成本。加强综合协调的努力可能会创建一个权力膨胀从而难以监控的机构，或者为原本已经复杂的监管市场新增一道关卡。

　　许多研究都认为权力的"分散化"或"零碎化"是中国体制的主要特点（Lieberthal and Oksenberg, 1990）。"八大部委管不好一头猪"形象地说明了食品安全监管体制中的部门林立、交叠管辖、职责不清的问题。关于食品安全监管体制的大多数研究都分析了当前监管体制的弊端并建议政府需要改革目前"多头"监管体制，加强综合协调、统一监管，建议成立跨部委的全国统一的甚至是总理级别的"中国食品安全委员会"来统一组织、协调和管理与食品有关的全部工作。本书认为，监管机构之间缺乏合作、多头监管等只是问题的表象，甚至不是主要方面，中国食品安全问题的原因并非简单的监管权力的分散问题，而是有着更深层面的原因，它关涉到政府和市场的关系和边界这样的根本问题。在没有认识到深层次问题的情况下，无论依哪种方案组建监管机构，都可能沦为权力斗争的工具，如果综合协调机构没有执法权，其综合协调能力可能就只是一句空话，而若配给实权，那它可能就为原本已经复杂的监管市场新增一道关卡，给企业增添更高的成本，而企业要盈利必然进一步寻求一切可能的减少食品成本的方法，这可能令食品安全形势更为严峻。既然问题的根本不在于监管权力的分散，那么，下一章我们将注意力转向市场，希望通过监管部门对大企业和食品小作坊监管的分析来透视问题的根本。

第三章 对大企业的监管：以"三聚氰胺奶粉"事件为例

在研究美国进步时代（19世纪末）时，人们常常惊讶于它与中国当前状况的相似之处（王绍光，2002；Yang，2004）。正是在这一时期，美国进行了一系列深刻的制度建设，从而为其现代国家的发展打下了基础。在对两国进行比较研究时，我们发现，美国能够在一系列危机事件中不断地进步成长，从而为现代资本主义的发展打下基础。正如王绍光（2002）所言，危机成为转机。没有在进步时代打下的基础，美国资本主义的命运也许完全会是另外一种结局。而我国的类似危机事件不算少，单一个瘦肉精事件，自从2001年被曝光以来就一直困扰着人们，时隔8年的2009年春节期间，广州又有70多人食用瘦肉精中毒。① 由此产生的一个引人深思的问题是：从再三出现的危机事件中，我们看到的更多的只是变化而鲜有根本的"进步"，为什么我们不能从这些危机事件中有所进步？在开放准入社会里，变化就意味着进步，但是在很多社会里，变化并不意味着进步，它仅仅只是表明对现状在进行调整和变更，但并不一定是朝向更好方向在发展。本章以三聚氰胺奶粉事件为例，借用沃恩和巴斯（2008）所提出的问题诊断框架来分析在整个事件中政府的应对

---

① 关于瘦肉精的相关报导见范如石等：《广州瘦肉精猪肉来自湖南70人中毒》，载《羊城晚报》2009年2月22日，以及《21世纪经济报道》之专题：《瘦肉精来袭：你还敢吃猪肉吗？》。

和处理方式。尽管三聚氰胺奶粉事件只是一个微观个案,但是它反映出的是一种基本的问题处理模式。通过把注意力转向国家如何对外在的压力和需求进行转化,关注国家回应新情况的方式、时机和治理潜力,我们能够更好地理解为什么社会危机总是以特定的方式得以解决,而这正是理解变化是否能够成为"进步"的关键。

一、三鹿奶粉事件回放

2008年的三鹿奶粉事件,以无数儿童的生命和健康为代价,给我们上了一堂沉痛的食品安全教育课。温家宝总理表示,"出了这样一起特大食品卫生事件,作为政府,我们感到很内疚",认为"整个民族应该汲取三鹿奶粉教训",并郑重保证"中国将从根本上改善中国产品质量和食品安全的状况"。三鹿事件后,我们的改革努力是否真正能让我们进步到一个没有三聚氰胺的奶粉时代?

(一)分析框架

我们借用了沃恩和巴斯(2008)所提出的问题诊断框架来进行分析。这一框架的基本内容如下:对待出现的公共问题,我们可以用两个维度来进行分类。一个维度是:该问题缘起于私人,还是公共行为?我们必须对事件究竟是私人的行为造成的,还是由于公共机构无力处理或处理不当造成的加以区别(Squire and Tak, 1975; Ward And Deren, 1991)。这一区别至关重要,因为他们的行为动机各不相同,所能够使用的手段也有很大的区别,因此在处理方面需要考虑的对策方案也应完全不同。私人机构或人员的行为动机主要是个人利益,当出现公共问题时,批评私人不从公共利益角度进行考虑而只顾一己私利,将是非常空洞无力的。私人机构或人员的行为会引起许多问题,如一家工厂倒闭会使数以千计的人失业。而公共机构一般是出于公共利益,或者至少它们是如此宣称,而且它们往往能够借助公权力。这些公共机构的行为也可能会带来一系列的问题,比如,因机构缩减而带来的裁员,因拆迁带来的农民流离失所等。

第二个维度是：问题是系统的，还是非系统的？区分系统和非系统的主要标准是发生的频次和受危害的人数、危及地域。当危及地域较大、受危害人数较多、发生频次较高时，我们看做是系统性问题，反之则是非系统性问题。如果问题是系统的，即问题的出现呈周期性的趋势，或者是非常普遍的，那么比较适当的处理方法是进行深层的改革，以减少后果的危害性。如果问题源于一个孤立的行为，那么比较好的办法是就事论事，妥善处理事件造成的后果，而不是阻止它们发生或使它们发生逆转（沃恩、巴斯，2008：44）。但是这两者之间不是截然没有关联。"非系统问题，同时也是系统问题的最强有力的诊断工具"（沃恩、巴斯，2008：52）。系统问题最初总是以非系统问题表现出来。但是，当问题已经呈现出系统化的特点时，再用非系统问题的处理方式去处理，将会十分费力，而且是吃力不讨好的。政府将会疲于应对各种层出不穷的问题，而且付出十分高昂的代价，但成效却不明显。

由这两个维度可以分出四种类型的政策问题，即，公共行为引起的系统问题（A），即那些因为政府的干预而周期性产生的、具有一定普遍性的问题；公共行为引起的非系统问题（C），即因为政府的干预而产生的偶发性问题；私人行为引起的系统问题（B），即因为私人或企业行为反复不断地造成类似的问题；私人行为引起的非系统问题（D），即那些因私人或企业行为引起的偶发性问题。

	公共	私人
系统	公共行为引起的系统问题 A	私人行为引起的系统问题 B
非系统	公共行为引起的非系统问题 C	私人行为引起的非系统问题 D

图3-1 四种类型的政策问题

资料来源：作者自制。

对于私人行为引起的系统问题，需要改变私人决策的过程，使之将外部因素内在化、服从相应的法律等。如对个人行为可能造成的外部损害进行管理，要求私人作出赔偿，通过制度设计使得个人将其行为给他人带来的负面外部性考虑进自己行为的成本等。对于私人行为引起的非系统问题，主要是帮助人们调整，使之能够适应突如其来的问题产生的后果。如果是公共机构的行为造成的非系统问题，往往肇始于低能的行政管理和腐败，因此解决方案是通过更换管理者的方式来处理。如果是公共机构的行为造成的系统问题，如机构的设置和职能，需要通过机构重组、职能调整甚至是权力关系的调整来处理。

上述四类并不是泾渭分明的区分，从公共和私人的角度来看，公职人员可能会以权谋私，利用职务的便利而谋取个人私利，从而让不合格食品有机可乘。这既可以看做是公职人员的个人行为，也可以看做是公共机构的行为，因为他是凭借了公共权力而造成了不良影响。但是，当这种个人行为成为业内的一种通行的作法，甚至是成为一种潜规则时，即使只表现为个人的行为，也应当看做是整个体制的病症来加以处理。

（二）三鹿奶粉事件：问题与应对

以三鹿奶粉事件为例，可以清楚地看到整个事件是如何由 D 向 B 再向 A 升级，而政府又是如何进行应对和处理的，用上文的框架我们可以更清楚地看到政府的处理和应对是在治标还是在治本。

2008 年 3 月，三鹿集团先后接到消费者反映，有婴幼儿食用三鹿婴幼儿奶粉后，出现尿液变色或尿液中有颗粒现象。6月病例增多，直至 9 月，风波蔓延全国至少十个省，更多"肾结石宝宝"浮现，这些婴儿均处于哺乳期，均曾经服用过或仍在服用同一品牌奶粉。至此，"三鹿奶粉"这一响亮的民族品牌和"毒奶粉"挂起钩来。[①] 此次事件的罪魁祸首是三聚氰胺，不法分子为增加交奶量以获利，在原奶中掺入清水，为使之仍符合收购标准，加入三聚氰胺来增加牛奶中蛋白质的检测量。三聚氰胺是一种非食品化工原料，最大特点是含氮量很高，长期或反复接触可能对肾发生作用。截至 9 月，官方数据称已知有 4 名婴儿因食用"结石奶粉"死亡，临床诊断患儿 6000 多名，其中一些婴儿出现肾功能不全等严重症状。石家庄三鹿集团股份有限公司于 9 月 11 日发出声明，

---

① 以下材料未作特别说明，均来源于《三鹿事件回顾》，载《中国青年报》2009 年 1 月 1 日，以及《三鹿牌婴幼儿奶粉事件滚动报道》，新华网 2008 年 9 月。

决定立即对 2008 年 8 月 6 日以前生产的三鹿婴幼儿奶粉全部召回。国务院对三鹿牌婴幼儿奶粉重大安全事故的应急处置问题进行了专题研究,立即启动国家重大食品安全事故 I 级响应机制,成立应急处置领导小组。除卫生部门积极开展对婴幼患儿的救治以外,国家质检总局也组织全国质量检查机构对所有婴幼儿奶粉企业开展专项监督检查。工商总局对市场上尚存的三鹿牌婴幼儿奶粉全部下架停售。农业部组织对奶牛养殖及牛奶收购站进行检查。商务部组织食品批发、零售企业开展自查,杜绝有问题奶粉的销售。同时,公安机关的调查也紧密展开,截至 9 月 12 日早晨 7 点,石家庄警方已经传唤了 78 名嫌疑人员。之后,事态进一步扩大,质检总局通报全国婴幼儿奶粉三聚氰胺含量抽检结果,伊利、蒙牛、光明、圣元、雅士利等 22 个厂家 69 批次产品中检出三聚氰胺。一时间,人心惶惶,闻"奶"色变。

在该事件中,诸多政府官员被免职,三鹿集团股份有限责任公司党委书记、董事长田文华被解职,后被依法刑事拘留。质检总局抽调 130 人组成 22 个"加强乳制品监管工作组"派驻 22 个省区市展开加强乳制品监管工作;同时,各直属检验检疫局和各省、自治区、直辖市质量技术监督局也已抽调 5487 人组成 387 个工作组和 1548 个驻厂监管组,在当地展开加强乳制品监管工作。9 月 18 日,国务院办公厅发文废止食品质量免检制度。

(三)案例分析

三聚氰胺事件是一起系统事件还是非系统事件?是由私人行为还是由公共行为引起的?国家的积极应对和处理善后事宜举措对于防止未来的同样事件发生是否有用?抑或只是安抚民愤采取的权宜之计?如前文所述,如果只是私人行为引起的,那么,需要做的事情是对相关责任人进行处置,问题将迎刃而解。而相反,如果是由公共行为引起的,那么,仅仅只是处置相关责任人显然不能从根本上解决问题。如果是非系统性问题,那么,只对偶发的问题进行处理即可,而不需"夸大"事件的影响。如果是系统性行为,那么"大事化小"的应付性思路显然不行,需要组织层面的重构甚至是权力关系的重建。遵循这一思路,我们提出这样几个问题：三聚氰胺事件是奶农的问题还是三鹿集团的问题？如果是前者，那显然是个别性的、私人行为引起的问题。如果是三鹿集团的问题，那么，我们要质疑的是这类国有企业的控管体制。再进一步，是三鹿集团的问题还是整个行业的问题？如果整个行业都以此为通行的规则，那么，受到质疑的就应当是监管该行业的部门。问题性质就直接上升为公共行为引起的系统问题。从危机中就应该反思什么样的公共行为导致了这类系统问题？因此下一个应该追问的问题是：是质监总局一家的责任吗？下面我们分别探讨上述问题。

1. 是奶农的问题还是三鹿的问题？

当个别受害者在医院寻求救助以及在国家质监局网站上质疑时，问题还只是 D 类。但是当国家处理三鹿牌婴幼儿奶粉事件领导小组负责人于 2008 年 9 月 17 日宣布，各地已报告临床诊断患儿 6244 例时，我们很难再将之归入"非系统"事件。只是这一质的变化还伴以另一个有意思的问题：三鹿集团一直宣称问题是"极少数不法奶农"的投毒造成的，试图将该事件转化为私人行为引起的 B 类事件。如 2008 年 9 月 12 日上午，时任三鹿集团品牌管理部部长苏长生对《财经》记者说，三鹿奶粉中之所以存在三聚氰胺，是由于不法奶农向鲜牛奶中掺入了三聚氰胺（刘京京，2008）。河北省石家庄市政府则向媒体表示，经调查了解初步认定，石家庄三鹿集团股份有限公司所生产的婴幼儿"问题奶粉"是不法分子在原奶收购过程中添加了三聚氰胺所致。

但三鹿乳源地的奶农指出，掺假是奶贩和三鹿验收人员的勾结作案。挤奶时，除了为乳牛挤掉三把"细菌奶"后，剩下程序全部机械化完成，鲜奶在真空的容器中抽取、流动、储存，"奶农根本接触不到鲜奶，怎么掺假？"而且，三聚氰胺在奶站加到原奶中有相当大限制，想让加入三聚氰胺后的鲜奶营养比协调，还需再加水和脂肪，这类手法非一般奶农所能掌握。由此，三鹿"问题奶粉事件"是奶贩和三鹿验收、收奶人员勾结作案的结果，三鹿不应将责任扣在奶农身上（宫靖，2008）。

2. 是三鹿的问题还是整个行业的问题？

国家质检总局发布消息，三鹿、伊利、蒙牛、雅士利等 22 家奶粉中检出三聚氰胺，其中三鹿奶粉含量最高。鉴于山西古城乳业集团有限公司生产的"古城"牌乳粉、青岛圣元乳业有限公司生产的"圣元"牌乳粉、内蒙古伊利实业集团股份有限公司生产的"伊利"牌乳粉的部分批次产品发生三聚氰胺污染,为维护中国名牌产品声誉,国家质检总局决定撤销上述企业乳粉产品的中国名牌产品称号。全面普查公布的抽查结果,给人"天下乌鸦一般黑"的感觉。黑幕正在被揭开:往奶粉里掺加三聚氰胺是行业内的"潜规则","问题奶粉"事件上升为一场涉及全行业的丑闻,奶粉中添加三聚氰胺的行为,是带有行业性、区域性和持续性的问题,甚至是这个行业的潜规则,绝不是一个单纯的个案。甚至有人讽刺地称:一个三鹿还没倒下,更多的"三鹿"站起来。

3. 是整个行业的问题还是政府的问题?

在公安机关忙于逮捕投放三聚氰胺的犯罪嫌疑人时,人们开始质疑另一个问题:普遍使用三聚氰胺是行业内公开的秘密,在这个行业工作的人都心知肚明。从调查的情况来看,牛奶中添加三聚氰胺不是个案,也并非自今日始,一个行业大面积发生了在产品中添加了有毒有害物质的现象,监管者事前没有任何警惕,也没有任何防范措施,这时候,仅仅指责无良厂商利欲熏心显然是非常软弱无力的。当整个行业都有问题时,那么,责任就不仅仅在于这个行业了。就好比如,如果一个学生的成绩不好,那么,这个学生的个体因素可能有很大的关系。但是,如果整个班的学生的成绩都不好时,我们要指责的就会是老师。当往奶粉中掺三聚氰胺成为整个制奶业通行的作法时,我们要追问的是,是什么使得他们能够完全无所忌惮?

4. 是质监局一家的责任吗?

在整个三聚氰胺事件中,对质监部门的批评非常集中,总局原局长李长江也引咎辞职。由质监来承担责任的一个重要原因在于,三鹿是国家免检产品,而三聚氰胺明显是奶粉生产加工环节加入的,所以质检局责无旁贷。

那么,其他的监管部门呢?当河北省高官声称绝不袒护时,当各个部门积极站出来进行善后时,人们要问,他们只是事不关己的裁判吗?正如有网友质疑的:"从奶农到奶站再到工厂里的上千道质量关卡……从质检局到各个部委,从媒体到司法机关,多么漫长的链条,怎么全部环节都疏忽了，都出错了呢？任何一个环节出来大喊一声'有毒'，事情早就可以解决。"

前已述及，从我国目前的食品监管格局来看，我们实施的是分段监管，几大监管机构都控制了食品市场中的一部分，在某一个环节中（如生产加工、流通、消费等）拥有垄断地位，但是没有一个部门能够完全控制这一市场。每一个监管机构都构成监管市场中的不同的门槛，通过一个门槛并不能保证通过其他门槛，但是，如果有一个门槛没有通过，这条路就走不通。这种监管格局的设置可谓密集，理想状态下，不法企业侥幸逃过一个门槛，还有两三个关卡在后面，因此无处可逃。当一个部门在监管中失误时，还有其他三个部门的保障。"谁发证，谁监管，谁负责"，因为监管部门对某一环节的监管垄断而使责任明晰，同时也未将监管权完全交由某一机构手中，从而仍在一定程度上保证了机构之间的竞争。因此，从监管流程上来看，三聚氰胺事件反映的绝不只是某一个监管部门的失职，而是所有监管环节的全体失效。

当然，我们并不是为那些在三聚氰胺事件中被问责的官员开脱，因为"领导者或管理者的功能之一就是作为一个符号，作为组织成败的一个焦点——换句话说，是组织及其活动和结果的人性化代表"（Pfeffer and Salancik, 1978：16）。作为组织或机构的人性化代表，为组织的活动承担责任就成为理所当然的事。"管理者被雇佣的原因之一就是要有一个为组织的活动和结果承担责任的人。即使管理者对这些活动或结果少有影响，使他负责仍然是有必要的。解雇他这一行为本身就有助于缓解组织面临的一些制约"（Pfeffer and Salancik, 1978：17）。我们质疑的是，由领导者或管理者个人来承担责任，是否就一劳永逸地解决了问题？

二、三鹿事件体现出的基本处理模式

在我国对食品安全事故的查处中，有一种倾向，即认为它是属于偶发性的，是由个人消费习惯问题、无良厂商的道德败坏、或者养殖户的无知贪利、或者个别官员的贪赃枉法引起的，因此在治理过程中往往倾向于从消除后果的角度着眼，注重惩罚和善后。如上海"多宝鱼"事件之后，媒体报导直指"不法分子"销售和使用"孔雀石绿"，并将责任直指"小养殖户"（皇甫平，2006），"问题多宝鱼可能来自山东个体户"，采取的整顿措施为"取缔违规操作的小养殖户水产品进入市场"（李蓓，2006）。更有官员指出，"由于个体养殖户的成本低，价格往往比大企业便宜1/3，因此不排除经销商见利忘义，购进个体户产品的可能性"。因此，"将对个体户进行整治甚至取缔"（张彩平、朱文娟，2006）。然而，有记者在山东日照现场报道："几乎所有多宝鱼都是药物喂大的"，"如果不喂药，多宝鱼在我国几乎养不活"（申延宾，2006）。将大棒打在无良"养殖户"、"批发商"的身上，追究个别"不法商贩"的责任，是典型的将系统问题非系统化、将公共问题私人化的做法。尽管受害者都是婴儿，但三鹿奶粉事件和过去不同的是，大头婴儿事件中的婴儿奶粉是无证照经营点用面粉等生产的黑心奶粉，容易识别，也可以避免，且只是发生在边远贫穷的农村。而今天的问题奶粉却是正规企业通过正规渠道生产出来，并光明正大地在超市、商场里面销售的奶粉！在这种情况下，归咎于商人或企业显然是苍白无力的。

当不能归咎于"不法商贩"或"无证照者"时，如上海2007年9月出现的瘦肉精事件中，负责该事件的监管人员称"这是一批证照齐全的合格肉品，而且从正规渠道批发入市，手续和相关证明齐全"（马龙生，2006），在这种情况下，我们的思路往往是归咎于官员个人的失职和腐败。当然，进入到这一处理程序的往往是那些后果非常严重的食品安全事件，如三聚氰胺类的全国性的、影响恶劣的事件。否则，事件的处理往往以对个别不法分子的责任追究而告终。

再进一步，如果对个体官员的处理仍不足以应对危机，下一步往往是进行机构的重组和新建，如2008年底在新一轮机构改革方案的指导下，从中央到地方都在大部制的精神下针对食品安全监管机构的"多头"、"重叠"进行了改革，食品安全监管机构之间的职责分工进一步得到明确。面对政府这样的大调整，我们有理由保持审慎的乐观：乐观是因为政府一直在尝试进行改革，有尝试就有成功的希望。审慎是因为这样的机构撤并自2003年以来在食品监管领域已经是司空见惯的事情，正如一位药监局长在一次访谈中对笔者所说："……从实际的成效来看，我感觉……机构设置不是为了简化程序解决问题,而是在问题出现时能够有一个人或机构可以被归责。"① 权力的集中带来责任的明晰,但能否带来更好的监管?我国当前的食品监管模式正向着分段式监管结构的方向发展,即各部门各管一段,尽可能减少彼此之间的交叉和重复。但是,如前所述,任何一项问题食品的出现,反映的不是某个监管环节的问题,而是整个监管链条的问题。监管部门之间的交叉、重复甚至是真空是不可避免的,如果改革的努力仍只集中在对监管权力的重组,而不深入到这背后反思政府和市场关系的失衡,改革将只是"止痛性"而非"治疗性"的。

尽管三聚氰胺事件只是一个微观个案,但它反映出的是一种处理问题的基本模式,它不仅限于食品安全事件中,而是在很多重大事件的查处中都能够看到这种行为模式:试图将 A 类问题化约为 D 类进行处置,将系统行为"非系统化",将公共行为"私人化",以求"大事化小、小事化无"。具体表现为隐瞒事件的规模和频率,从而使得其显得不那么严重,使公众认为只是偶发性的事件。因此,隐报、瞒报是第一选择。其次在责任追究上,先是归咎于政府系统外的个人,如"不法商贩"或"无良矿主"、"黑网吧主"的素质低下,然后通过"运动式执法"来整治,以安抚公众的情绪。如重大煤矿安全事故出现或网吧失火后,政府往往马上开始对责任人进行调查,同时查处"无证"或"非法"网吧或矿主。正如余晖(2004:110)对我国煤矿安全事故处置中常用的关闭"非法"小煤窑的做法进行的批评:"将国有煤矿企业和行政执法机构的法律责任全部转嫁到'非法'企业及其野蛮雇主的身上"。事实上,大量的"黑网吧"、没有"四证的""非法矿主"的存在正是反映当初政府监管上的失职和漏洞。这种简单粗暴的"取缔"做法"无异于将少数罪犯隐藏于其中的广大人群全部消灭",带来很多难以化解的副作用,如因供给减少而引起价格的持续上涨,这必然引起持续的、更加野蛮的"非法"行动,带来"你要强关,我就硬顶"的僵持局面和普遍的"假关闭"现象(余晖,2004:110)。

---

① 访谈记录:WHFDA20060413。

如果问题实在严重，归咎于政府系统外的个人并不足以平民愤，下一步则是转向政府系统内的个人，认为是个别人的贪污腐败造成管理上的漏洞，从道德修养上（如包养情妇、生活腐朽等）对其进行谴责。如最高检察院渎职侵权检察厅副厅长宋寒松所指，"几乎每起重大责任事故背后都存在国家机关工作人员的渎职问题，涉及行政管理、行业管理、生产安全执法和监管的主要环节"（尹鸿伟，2009）。事后追惩成为重大责任事故的一个重要处理方式，然而，这种"过于严苛的追责制度"引起相关监管人员极大的精神压力，他们往往认为个人承担起了与自己的职权不对称的集体责任。在这样的背景下，作为符号的管理者将自己暴露于个人危险之中。他必须对那些他控制不了的事情承担责任，他的个人职业和命运会因此而受影响（Pfeffer and Salancik，1978：17）。该问题集中爆发的一个表现是继湖南省涟源市的 48 名乡镇安监员 2009 年初集体提出辞职之后，同年 7 月重庆綦江 26 名安监员集体请辞，他们抱怨道，自己"除了做好工作，还得听天由命，'除非你也被当场砸死，要不出了事故，上面一旦追究，就拿你开刀'"（孔旭阳，2009）。曾经任职过质量技术监督局长的王秀模说："事后的追惩自然重要，但是更关键的还在于事前的预防准备，即前期工作更重要。前期多投入，总是比后期出现更大的损失强，这是一个非常简单的道理。"（尹鸿伟，2009）也有学者指出："近年来，许多问题长期得不到解决，与我们只追究领导者的个人责任，不重视系统的制度建设是有关系的。"（周汉华，2009：32）

那么，为什么会出现这种将 A 类问题化约为 D 类进行处置的行为模式呢？笔者以为，主要有以下几个方面的原因：

一是公众舆论压力下迅速控制事态的要求。在出现重大事故后，公众情绪激动，往往构成社会不稳定的重要因素。这时候需要给公众一种事情能够得到控制，而且正在或已经得到控制的"表象"。因此，政府需要迅速、果断地采取措施，表明正在对问题进行处理，而不论这种措施是否真正有效。而政府能够在短期内最为有效地处理的往往是 A 类问题，即将事件看做是偶发的、可以被归因于个人的问题，在处理和解决时能够以个案的方式加以处理，而不需要触及体制的根本，从而在短期内可以看到成效，这种典型的"头痛医头、脚痛医脚"的作法能够安抚民众的不满情绪，以给舆论一个交代，从而平息事件。

二是在资源和控制能力有限的情况下的一种处理方式。有学者认为中国政府控制社会的能力是严重不足的。由于这种国家能力的限制，使得政府在推动政策时常常必须诉诸政治动员的方式，而呈现一种间歇性的极权控制的特质，它起因于政府的主观控制意向和客观的控制能量之间的落差（Liu，1992）。在此基础上，有学者进一步提出选择性的概念，亦即：由于国家全面渗透社会能力的不足，政府只能采取选择性的整肃和镇压；同时，由于中央政府在信息获取、监督成本和可支配资源上面的限制，每一次只能集中打击面，要取一种选择性的镇压（吴介民，1999）。将 A 类问题化约为 D 类进行处理，可以在短时间内调集一切可以调动的资源，集中投入到应对危机之中去，从而缓解资源不足和控制能力有限的窘境。

这种行为模式事实上正是"简单化"的国家视角（斯科特，2004）。正如斯科特（2004：序）所指出的，现代国家机器的基本特征就是简单化。这种简单化视角的存在有一定的合理性，因为"狭窄的管道式视野的最大好处就是可以在复杂和难于处理的事实面前只集中关注有限的一些特征"，通过过滤器将复杂性过滤到可管理的程度，"使操纵和控制这些事实成为可能"（斯科特，2004：3）。否则，任何管理系统都没有能力描述任何的现实存在。然而，它的局限性也是很明显的。这种简化改变了它们所要观察的现实，由此而出台的管理方案往往偏离了实际从而预示了失败的命运。比如，短时间内的运动式管理的执行效果往往缺乏持续性，而且它会打破常规的职能分工与合作，分散高层领导的精力，往往摧毁着常态的管理体制。更严重的是，目前来看，无论从中央还是到地方，以"危机"看待和管理食品安全似乎都在成为一种基本的理念，现在几大监管部门都在花大力气推广的索证索票制度、电子条形码或食品身份代码等都是希望在发现问题后凭这些信息马上追溯到责任人或源头，从而便于查处和控制。在食品安全监管领域，这种危机事件下的反应甚至被程序化，大有压倒甚至取代日常监管之势。食品安全监管的本来目的——健康和安全——似乎已经被忘记，监管部门更关注的是，在发生问题后能够快速地应对和对"不法分子"进行追责。

当灾难出现后，除了积极动用一切力量进行救治以外，我们还需要的是从这样的灾难事件中进行反思，希望我们为灾难付出的代价不至于白白牺牲，如果这些灾难事件能够帮助我们察觉到一些深层次问题，那么，我们就能够在此基础上有所进步，尽管这种进步的代价可能太大。但是，当代价已经付出而我们还不能够在此基础上有所长进时，这本身就是在贬低我们所付出代价的价值。当出现危机事件时，外部的需求对政府产生的影响更多的是督促政府积极地进行善后。因此这样的外部需求带来的往往多是变化，而少有"进步"。经过政府的积极善后处理，时间一久人们就慢慢淡忘了。变化并不等同于进步，有些时候变化仅仅只是变化而已，与进步没有任何关系。在这种时候，我们就需要冷静地反思这种变化是否触及了问题的根本，或者说，它是否能够带来进步。如果政府总是倾向通过对个人的追责和机构的调整来解决问题，而忽视了在职能和机构背后所隐含的权力分配关系，那么改革只能是一项"修补性"的工作，只能暂时掩盖住矛盾，而无法根本性地解决问题。对于我国近年来发生的食品安全事件，我们往往倾向于将之视为是非系统性的、由个人行为引起的，本文认为我们需要将重大食品安全事故进行细分，反省这些事故背后的体制性原因，而不是仅仅将之视为偶发的个案，认为只需对个案的后果进行处理即可解决问题。只有认识到深层的体制性问题，才能让我们展望到从制度上化解这类症结的可能性。以危机事件来对食品安全事件进行定性并进行处理，事实上突出反映了传统的政府管理模式在面对现代问题时的笨拙以及短视。食品安全监管要求的是常态的管理模式，出了问题再来处理的传统管理模式已经不适应现代社会的要求，只会令越来越多的问题因积压或未能得到及时处理而一再酿成大的事件。要从"变化"走向"进步"，我们必须跳出"简单化"的处理模式，在群情激奋和舆论一边倒的情况下保持冷静的头脑，从长远和更基本的层面来寻找问题的根源，从而达到治本的目的。

三、毒奶粉为何卷土重来

2008年的三鹿奶粉事件发生后，各部委紧急作出部署，各级政府也将整治奶粉市场作为工作的重点。在政府的重拳出击下，在各方面的共同努力下，人们期待问题奶粉从此销声匿迹，一个彻底干净、安全的奶制品市场将会出现。然而，在急风暴雨式的整治过后，我们似乎并没有如温总理所要求的那样从三鹿奶粉中汲取教训。2010年初，陕西渭南等地含三聚氰胺的奶粉重现市场，媒体形象地称之为"渭南奶粉引爆的第二轮问题奶粉灾难"，更多的媒体则直接用"毒奶粉事件"来指称此次奶粉灾难。人们有理由质疑：在政府三令五申、对奶粉市场重拳整治和加大监管力度之后，毒奶粉何以会卷土重来？人们更有理由拷问政府的治理能力：三鹿事件后，我们的改革努力是否真正能让我们进步到一个没有三聚氰胺的奶粉时代，抑或这一系列的"重拳"仅仅只是安抚公众情绪的"变化"？

（一）三鹿事件后的政府改革努力

三鹿事件的代价无疑是惨痛的，同时也将我国的食品安全监管推到聚光灯前。为挽救政府形象和安抚民心，各级政府，尤其是食品安全监管部门，作出了各种承诺，采取了各种行动。具体说来，我国政府对食品安全监管的努力主要体现在以下几个方面：

一是自上而下的专项整治。三鹿事件发生后，从中央到地方，各级领导都高度重视，国务院对三鹿牌婴幼儿奶粉重大安全事故的应急处置问题进行了专题研究，立即启动国家重大食品安全事故I级响应机制，成立应急处置领导小组。温总理除了亲自看望"奶粉事件"患儿外，还重点考察了北京的奶粉市场，表达中央整治奶粉安全绝不手软的决心。各部委也紧急作出部署，要求全力精心做好患病婴幼儿的救治工作，同时大力整顿奶制品市场，保障市场供应。各地方政府也纷纷成立"三聚氰胺牛奶专项整治领导小组"，集中力量对地方生鲜乳生产、收购、运输各环节以及乳制品生产加工企业、经营商户和餐饮服务单位进行了拉网式排查。乳品上下游行业也经过了整整一年的整顿。据统计，至2008年末，已有6377个收奶站被取缔和关闭，目前全国的生鲜奶收购站存留至1.4万余个，这些奶站全部纳入监管范围，并发放了许可证，实施驻站监管（陆志霖，2010）。

二是严厉的惩罚与问责。随着质检总局的全面普查,众多毒奶粉企业相继被揪出。相关刑事追责和行政问责同时展开,重大涉案企业和监管部门责任人多被依法严惩。三鹿集团田文华等4名高管被刑事拘留和审判;国家质检总局原局长李长江引咎辞职;河北省石家庄市政府多名官员被问责,其中原市委书记吴显国被免职、原市长冀纯堂辞职。2008年12月13日,石家庄市中级人民法院裁定受理三鹿集团的破产申请。2009年2月12日,石家庄市中级人民法院发出民事裁定书,正式宣告三鹿集团破产。

三是进一步明确各部门职责。2008年的大部制改革明确了国务院卫生行政部门承担食品安全综合协调职责,随后颁布的《食品安全法》在现行监管体制的基础上,进一步明确了各部门的职责。卫生部负责食品安全风险评估、食品安全标准制定、食品安全信息公布、食品检验机构的资质认定条件和检验规范的制定,组织查处食品安全重大事故。国务院质量监督、工商行政管理和国家食品药品监督管理部门分别对食品生产、食品流通、餐饮服务活动实施监督管理。同时,还加强了地方政府的监管职责,规定县级以上地方人民政府统一负责、领导、组织、协调本行政区域的食品安全监督管理工作,建立健全食品安全全程监督管理的工作机制。

四是着手进行一系列制度调整。(1)取消了免检制度。食品监管部门建立"免检"制度的初衷,是为避免重复检查,减轻企业负担,减少政府对企业的不当干预,为企业发展创造一个良好、宽松的外部环境;同时也鼓励企业提高产品质量,扶优扶强。但三鹿事件的发生,暴露了免检制度的严重弊端。2008年9月国务院办公厅发布通知,废止了食品质量免检制度。《食品安全法》再一次明确规定食品安全监督管理部门对食品不得实施免检,从法律上废除了这一制度。

(2)完善食品检测标准。依据不完善的检测标准,即便是对含有大量三聚氰胺的奶粉多次抽检,结果也都是合格的。因此,三鹿事件后,国务院公布实施《乳品质量安全监督管理条例》和《奶业整顿和振兴规划纲要》,要求进一步完善乳品安全国家标准。2008年10月,卫生部、质检总局等五部门联合公布了关于乳制品及含乳食品中三聚氰胺临时管理限量值规定的公告,规定婴幼儿配方乳粉中三聚氰胺的限量值为 1mg/kg,液态奶、奶粉、其他配方乳粉中三聚氰胺的限量值为 2.5mg/kg。公众对于这一标准似乎仍不满意,2010 年 3 月,经第一届食品安全国家标准审评委员会审查,卫生部公布了《生乳》等 66 项新乳品安全国家标准,新国标中不再设置三聚氰胺相关规定,也就是说,三聚氰胺不再具备被"限量添加"到乳品制品中去的"合法"身份。同时通过对乳品安全国家标准的清理工作,形成了统一的乳品安全国家标准体系。

(3) 出台食品安全法。2004 年安徽阜阳大头娃娃事件后,《食品卫生法》的修订被提上日程,2007 年底,食品卫生法修订草案最终改为"食品安全法草案",并提交初审。2008 年这一进程明显提速。结合 2008 年机构改革方案,二审开始考虑解决体制问题。2008 年 10 月,进入三审的《食品安全法》草案又进行了八个方面的重要修改,其中六方面都被解读为是针对三鹿事件而制定的,是对其暴露出的制度痼疾所进行的彻底整治。2009 年 2 月 28 日,历经四次审议的《食品安全法》通过全国人大常委会表决通过,并于 2009 年 6 月 1 日起正式开始实施。从 1995 年的《食品卫生法》提高到《食品安全法》,将食品安全上升到基本法而非局部法的地位,并体现了从农田到餐桌的全过程监管,监管也从"命令控制模式"提高为"预防风险模式"。

(二) 食品企业铤而走险的监管困局

前文述及,三鹿奶粉事件后,我国政府加强食品安全监管的决心有目共睹,行动迅速有力,对食品监管体制的修正与完善也呈现出引人注目的亮点。然而,2010 年 1 月,渭南毒奶粉外流、三聚氰胺再现市场的消息一经爆出,舆论哗然。无独有偶,紧接着渭南奶粉事件,上海熊猫炼乳、陕西金桥乳粉、山东"绿赛尔"纯牛奶等,也纷纷被发现三聚氰胺含量超标,且都无一例外地使用了 2008 年未被销毁的问题奶粉做原料(伍仞,2010)。企业是逐利者,会想尽办法追求利润的最大化,只要存在降低成本的方法,它们就会采用,除非有强大的反向力量阻止它们这样去做。否则,无论监管多么严密,如果没有足够的威慑力存在,只要尚存有利可图的空间,企业还是会选择在重重障碍中"铤而走险",在造假甚至使用有毒害原料方面肆无忌惮。因此，我们的分析首先从企业入手，它们为什么敢于一而再、再而三地铤而走险呢？

1. 不合理的检验制度，致使违法的发现几率非常低

一个企业有 20 吨毒奶粉，为什么当地政府部门却没能检出？一个重要的原因在于检验检测制度本身的不合理。从生产加工环节来看，对食品质量的把关主要靠企业的出厂检验和委托检验。根据 2005 年 9 月 1 日发布的《食品生产加工企业质量安全监督管理实施细则》第三十八条规定："食品出厂必须经过检验，未经检验或检验不合格的，不得出厂销售。具备出厂检验能力的企业，可以按要求自行进行出厂检验。不具备产品出厂检验能力的企业，必须委托有资质的检验机构进行出厂检验。"无论是出厂检验还是委托检验，成本都由企业自行承担，如果说三鹿事件让我们看到企业自己的出厂检验的苍白，那么毒奶粉卷土重来让我们看到的则是委托检验的弊端。这批毒奶粉都有检验合格报告，据渭南市质量技术监督局局长称，"合格报告"的性质是"委托检验报告"，而非"抽查检验报告"，委托检验报告只对来样负责。因此，检验报告显示质量合格并不代表所有产品都合格。同时又称，问题在企业送检时作假，未按抽样方法抽样送检，只是将合格产品送检。为什么交由企业自己抽样呢？质监局的解释是：委托检验的目的并不是表明整个批次的产品都合格，而只是表明企业已经有能力提供合格的产品。所以在取样方面，由企业自行取样，而不是由检测部门随机抽样。所以，食品出厂检验变为交钱给检测机构进行委托检验，而检测机构的检验只表明交来的这一份样本质量是合格的，但是，有了一份针对样本的检验合格报告，生产厂家的食品就可以贴上由质监部门背书的 QS（质量安全）标识出厂销售了。委托检验制度充分体现出监管机构与被监管企业之间的利益链条：有资质的检验机构主要是监管部门下属的事业单位，这使得监督检验往往沦为监管部门的创收来源。①

---

① 网友"法制社会"称沧州市质监局强行让各个食品企业进行委托检验，并强制要求各食品单位与之签订所谓委托检验协议，收取协议费，当地食品企业怨声载道。载河北新闻网（2009 年 11 月 4 日）。

那么，政府的抽查检验制度呢？由于抽检可能带来巨大的利益空间，因此是各部门之间权力交叉、打架最频繁的地方之一，几大主要监管部门都组建了庞大的检测体系，并声称还要进一步加强检测体系建设。由于各个食品检验检测机构分属相关的监管部门，检验机构向企业收取的检验费用往往成为许多部门的创收来源。各级检验机构的收入与其检验工作量密切相关，因此，监管机构有着强烈的动机加大检验检测力度。但是，为什么仍然不能通过抽检发现不合格食品呢？一方面的原因在于，抽检在具体操作中的主观性、随意性非常大，如与企业的关系好坏，或者企业是否配合部门工作以及某一时期领导的关注等，都可能是实际抽检考虑的因素。也因为缺乏统一协调，检测结果在监管部门之间不能互认，导致有些商家成为被"抽检"的密集地带。[①] 在这种情况下，在企业看来，抽检并不是帮助其提高产品质量、提升市场声誉的手段，而是政府"创收"的借口，看作是对企业运营的不正当负担，这往往会助长企业的"投机"心理。

为了避免因利益驱动而影响检测的公正性，根据2009年《食品安全法》，国家明文规定定期监督检验不再收费，相关费用由同级财政列支。这项规定有利于消除检验单位与食品生产企业的利益关系，确保检验的公正性。然而这一规定又带来新的问题。比如，这意味着定期监督检验的安排严重依赖地方政府的财力。即使在广东这样的财力相对充裕的省份，2008年该省财政安排用于加工食品抽查的经费仅为2000万元，也不到实际需求的1/3。[②]因此，生产环节的抽检的威慑力相当有限。那么，流通环节的抽检又是怎样的？能否将不合格食品阻拦下来呢？由于工商局的检测检验不具备法律效力，所以工商局只能将监督管理中发现的、怀疑可能存在问题的食品送法定鉴定部门检验，如果食品检测有问题，工商部门可以处罚，检验费可由经营者承担；如果食品检测没问题，检验

---

① 如原"国家免检"制度的出台就是出于鼓励和扶持优秀产品，避免它们受到重复检测的骚扰。

② 如按每家食品生产企业每年抽检验四次（按季度定期抽查），每次抽查一个批次产品计算，每批次检验费用平均约1000元（仅检验关键项目），则每年需要7428.4万元的抽查费用。访谈记录，GDQTS20080521。

费则要工商部门承担。在这种情况下,为避免担责,除非是非常肯定食品存在问题,否则工商人员就会选择不去送检,即使出于压力去送检,由于执法能力有限,他们甚至抱有希望不要检测出什么问题的心态,因为如果检测出了问题而未进行妥善处理则个人要为此承担责任。①

江苏省常州市工商局新北分局的一位工商执法人员在日志中非常清楚地说明了这一问题:

> 作为食品安全监管最直接的成本,食品抽样检验和食品快速检测的有关费用虽然规定由同级财政承担,但如何承担、承担多少并没有明确,且快速检测费用由同级财政承担是国家工商总局《流通环节食品安全监督管理办法》中以部门规章的方式予以明确的,而《食品安全法》及《实施条例》中对该经费由谁承担并未涉及。实践中,快速检测的样品、器材、试剂的费用也均由工商部门先行支付。快速检测的目的本身是为了提高监管效率,减少不必要的监管成本,但事实上,对于一线监管人员而言,检测没发现问题,就意味着白白支出了一笔费用,检测发现了问题,又成了"烫手山芋"。由于快速检测初步筛查结果不能成为执法依据,之后又必然进入更为繁琐的送检、复检程序。对于疑似问题食品还要作暂时下架处理,对明确不符合食品安全标准的,需对经营者立案查办,对相关食品的源头进行追溯。这之后的每一个环节,对于基层监管人员而言,一旦处理疏忽就意味着问责风险。相反的,如果根本就没有对该食品进行快速检测,那就意味着没有发现相关问题,所有的后续工作都可以免除。对于一个面临"没发现问题但出了问题可能不会被问责,但发现了没处理好、出了问题极可能被问责"的现实困境,且同时肩负大量其他监管工作的监管人员而言,选择完成年度快速检测计划,希望不要检测出什么问题的心态一般会占据上风。(章俊,2010)

---

① 访谈记录,GDGS20091204。

2. 惩罚力度太轻，使企业责任意识缺乏

尽管我国《食品安全法》对违法企业加大了处罚力度，甚至还涉及相关刑事处罚，但惩罚的实际执行仍然非常有限，如在目前环境下，企业被吊销许可证的情况比较少；对于大企业来说，数万元的罚款就如"隔靴搔痒"。对于购买了问题奶粉的顾客，为了防止他们占便宜，我们的制度严格考虑了各种防止他们"不诚信"的做法：如一般商家只承担退货的责任，而这还要求顾客保留购物小票，否则就退货无门。再如，需要有明确的直接因果联系证明消费者的损失与食品之间的关系。在郭利向能恩索赔一事中，就有人士称，这要看郭利孩子的结石是不是由施恩奶粉直接造成的，中间是不是换过别的奶粉，对孩子造成的伤害有多大，等等。① 除非孩子只吃奶粉，否则就无法提供足够的证据。而且，工商部门是以"谁主张谁举证"的原则来处理问题的，也就是说，如果消费者买了东西，怀疑有质量问题，可以自己送去检验。这不仅意味着消费者需要自己承担送检费用，而且一般检测机构并不接受个人的申请，② 原因既有检验机构不具备送检项目的检测资质或能力，③ 也有检验机构担心样品的来源，担心有目的不纯的送检，更有怕担法律责任不想介入纠纷等，再加上操作只能检测国家标准里规定的项目，除此之外的成分一律不在他们检测范围之内，甚至出现"即使明知有问题，却不能出具鉴定报告"的情况，因此消费者的举证往往举步维艰。

谁主张谁举证，这确实是民法的基本原则，但民法调整的往往是权利对等的个体之间的纠纷，而在大企业和大厂商面前，小顾客很明显是处于弱势的，在这种情况下强调"对等"的处理原则事实上将弱小的顾

---

① 《一个男人，如何让施恩奶粉低头》，载《北京电视台青少年》频道 2009 年 6 月 25 日。
② 例如 2010 年 8 月圣元奶粉牵涉婴儿性早熟事件中，当受害儿童在医院检查性激素水平超标时，家长就曾申请质检部门对奶粉的激素含量进行检测，然而，家长们得到的答复却是"不接受个人申请"。参见李政：《食品质检就由"选择性检测"变"全成分检测"》，载《检察日报》2010 年 8 月 11 日。
③ 根据卫生部对性早熟事件中送检无门事件的回应，检验机构所以不接受个人申请的首要原因是检验机构不具备送检项目的检测资质或能力，笔者以为，这其实是托辞，检验机构开门营业，个人愿意交费检验，哪有不接受的道理，检验结果是否为有关部门认可，并不构成检验机构是否接受送检的理由。是否有资质，是送检者要考虑的问题而不是检验者要考虑的问题。

客置于非常不利的地位。美国独立监管机构就是针对个体公民在现代化的大规模企业面前的软弱无力而专门成立的。它通过与大众业的抗衡，更好地保护公民个体的利益（Shleifer，2005）。对食品安全这种典型的信息不对称产品而言，生产经营者拥有比消费者更多的信息，加上食品安全隐患产生的危害可能并不是即时的，这种情况下将举证责任推到消费者身上，必然使得消费者很难甚至无法举证，从而知难而退，让不法厂商的违法责任很难得到追究。

除了消费者以外，经销商和生产商之间的追责也存在一定的困难。三鹿事件后，个体消费者得到极大的关注，政策重心也旨在消除普通消费者的损失，强调经销商对消费者的退货，但是经销商与生产厂家的退货问题却没有明确，这直接导致了生产商与部分经销商的退货退款纠纷。如2008年10月16日上午，施恩（广州）婴幼儿营养品有限公司被30多名零售商围堵，要求退回未售出的奶粉。双方经过三次艰难谈判，最终仍未达成一致，有零售商甚至与施恩员工发生肢体冲突（王銮锋、洪储闻，2008）。

3. "劣币驱逐良币"，整个行业难以自律

除了民事责任的追究以外，通过市场施加的惩罚也能够成为约束企业行为的有力手段。那些提供问题食品的厂家会失去消费者的信任，消费者转向购买其他替代食品，这样不法厂家逐渐失去市场，从而面临倒闭的命运。然而市场纪律的实施需要靠"信息"的披露，这是因为食品与一般商品不一样，存在着严重的信息不对称，消费者往往只能通过颜色、外形、重量等观察和判断食品的质量，那些无法通过肉眼观测到的，比如是否添加有毒害的添加剂等，一般消费者是无从知道，也没有技术条件和专业知识进行判断。为了表明食品的质量，厂商往往通过发布广告向消费者传递信息或者通过获取质量声誉来降低信息不对称对市场交易的影响。

当信息披露机制无法甄别出合格和不合格食品以及质量声誉不起作用时，就出现所谓"劣币驱逐良币"的现象，安全食品被驱逐出市场。正如国家质检总局全面普查公布的抽查结果表明，包括一些知名品牌如三鹿、伊利、蒙牛、雅士利等22家奶粉中都检出三聚氰胺，从最初的奶粉到液态奶及各种乳制品,到鸡蛋、饲料等行业,都检出三聚氰胺。整个食品行业掺假掺杂,只处理三鹿而不追究其他厂商的违法行为,起到的可能并不是"杀鸡骇猴"的效果,反而使厂商的道德歉疚感都消失。也正是在这一点上,我们认同监管部门的观点,只强调对政府的责任追究而忽视企业的责任,只会使企业更肆意妄为。市场经济时代的政府不同于计划经济时代的政府,并不直接介入到产品的生产过程之中,因此,出现食品安全事件后,应该被直接问责的,首先应该是生产加工食品的企业。

当整个行业都卷入丑闻中时,行业协会的作用必然受到质疑。食品行业协会对本行业的生产技术、工艺流程、产品品质、成本管理、销售管理等有充分的了解,可以说比政府和消费者都拥有更多的食品安全信息。在出于各种原因政府无法了解行业内的"潜规则"时,作为行业的自律组织,应当对这种"潜规则"了如指掌,因此能够担负起解决信息不对称问题、保障消费者权益从而保护整个行业发展的任务。正如格雷夫(2001)对行业协会、商会的研究所表明的,它们的出现可以有效地监督潜在交易者的不诚实行为,并记录和传递交易者不诚实的信息,从而成为补充市场治理机制而施行市场纪律的第三方治理机制。比如,如果哪个商人违背商业道德,尽管其行为能够为之带来短期利润,但是会对整个行业带来不利的影响,这时整个行业都联合起来抵制它,使之在这个行业里没有立足之地,这样劣币就无法驱逐良币,健康的市场才能形成。我国目前食品行业的各种协会并不少见,如在奶业方面,就有农业部主管、1982年成立的中国奶业协会和国家发改委和轻工业联合会指导、1994年成立的中国乳制品工业协会。这两个并存多年的协会分别为不同的大型利益集团所左右,未能作为一种独立的力量发挥不同于政府的作用,更不用说补充政府监管的不足了。如三鹿事件后,中国奶业协会马上下发《关于加强乳品质量安全工作的通知》,向各会员单位下发"关于加强行业自律、保障乳制品质量安全的通知"等,[1] 从工作风格上看与政府几无差别,却没有反思为何这样一个全行业周知的"潜规则"

---

[1] 参见中国奶业协会2009年会工作报告。

为何能得到行业协会的姑息？

4. 运动式的整治模式，使企业有机可乘

三鹿事件刚发生时，公众情绪激动，为给舆论一个交代，政府往往从消除后果的角度出发，积极全力地进行惩罚和善后，给公众造成类似事件已经被圆满解决的表象。等公众的注意力逐渐转移、事件的影响逐渐淡化时，该问题就不再受到关注。这样一种整治模式未能从预防的角度着眼，往往依赖简单的人海战术，一方面使得监管人员疲于奔命，另一方面也造成政府的监管缺乏系统规划，助长企业的投机心理。以流通领域为例，搞拉网式、地毯式的排查往往使一线监管人员苦不堪言，国家每公布一次不合格品牌、批次，就要在庞大的流通领域一批次、一批次地按生产日期查找、下架，反反复复，被动应付，疲惫不堪，造成监管陷入"食品安全事件发生—打击—问题缓解—再度发生—再打击"的恶性循环。这种运动性的治理模式充其量也只能起到短期的威慑作用，如在渭南事件中，企业就认为"一年之后监管会比较松，所以现在就拿出来卖"。

同时，运动式治理强调"短、平、快"，即以最短的时间起到最快的监管的成效，从而给公众一种事情已经得到解决的"假象"，平息公众的情绪。这样一种完全被公众的注意力牵着走的监管往往使得政府出台的相关政策缺乏操作性的考虑，注重消除事件的影响和"善后"，而公众的注意力一旦转向，执行的力度就大打折扣，甚至是不了了之。

> 食品安全的监管重点随着媒体的曝光而确定，这使工商部门对食品安全的监管缺乏计划性，形成媒体曝光什么我们就去监管什么的被动监管局面。如含三聚氰胺奶粉来了，含孔雀石绿的水产品来了，工商部门就一窝蜂去忙这些问题食品，原来制定的监管计划完全被打乱。①

如三鹿奶粉事件后，在问题奶粉的处理这一环节并没有明确责任。

---

① 访谈记录：GDGS20090821。

当时各部门都在忙，农业管奶站、质检管生产、工商管流通，除了特殊时期的监管任务，还要建章立制，地方政府也是焦头烂额。根据公开资料，仅当年三鹿集团尚未出库的婴幼儿奶粉就达到 2000 余吨，而当时对这批奶粉的处理也只是四个字：全部封存。据有关部门称，对问题奶粉的处理并没有那么简单。

> 一方面是暂时没有好的办法来处理，另一方面也是分了轻重缓急，但事情一拖，就这样拖下来了。（李伟，2010）

由于这一"死角"在政府对整个事件的整顿和追查过程中被忽略，一大批存放在奶粉经销商手上的高含量三聚氰胺奶粉成了"漏网之鱼"。再加上受 2008 年事件重创，消费者信心下跌，乳品销售受阻，整个奶粉市场销售都受到极大打击，奶农成为市场压力转移的最后承受者，奶牛的养殖受到严重打击。与此同时，国际奶粉价狂飙拉动国内生鲜奶价格的上涨，2008 年 9 月底八大奶源主产区的生鲜奶价格又涨至 3.20—3.80 元/千克。有分析人士指出，上下游供需关系的失衡，可能是一些企业铤而走险、违规使用 2008 年未被销毁的问题奶粉做原料的原因。[①]

（三）政府为什么管不了？

从渭南市政府的网站上，还可以看到"为了下一代生命的健康——三聚氰胺奶粉事件渭南市场调查"的新闻。这则新闻讲述了 2008 年 9 月市政府如何积极应对"奶粉门事件"，帮助企业和奶农解决实际问题，工商部门积极协助不合格奶粉的退市，而市质监局则向该市的 13 家乳制品企业派驻了 26 名质量监督员以加强产品监管。[②] 一年多后，渭南毒奶粉的流出似乎成为对这条新闻的绝佳讽刺。以赢利为导向的企业会利用一切机会去实现利益的最大化，政府监管的目的就在于改变企业的不当行为，当政府花了这么大的努力去整治后企业的行为依然没有改变时，只

[①] 参见中国奶业协会 2009 年会工作报告。
[②] 参见张绚丽：《为了下一代生命的健康》，载 http://www.wngdb.com/news/2008/09/2519203120.html（下载时间：2009 年 10 月 22 日）。该网页自 2010 年起就已经无法进入。

指责企业的无良就显得非常苍白。因此，接下来的问题是，为什么政府管不了？

对这个问题的简单回答是，违法的复杂性与多样性和监管资源的有限性使监管者有心无力。我国食品生产加工企业有45万多家，个体餐饮经营户有270多万家，生产的食品种类数以万计。每种食品都可能含有数十种甚至数百种危害成分的风险。如果厂商千方百计地想通过钻监管体制的漏洞来赢取利润的话，监管者纵使是千手观音，也只能望洋兴叹。

目前我国的食品安全监督管理体系还远远不能有效防范所有的饮食危害风险。仅就检测指标一项而论，正如监管者所言，检测合格并不一定意味着食品是安全的，它只意味着相对于检测指标而言是合格的，但检测指标之外的项目可能不合格。一项不合格食品可能仅仅是其包装不合格，一项合格食品可能对人体健康有危害，只是因为相关标准未被纳入检测项目中而使得食品能够通过检测。面对各种各样的食品添加剂和化工产品以及千奇百怪的添加方式，检测机关不可能对每一种可能的添加物或毒害都进行检测。

> 如一个产品20个检测项目，如果从立法的角度，要检查所有的项目合格了，才能评价产品是合格的，如果只做了10个项目就评了合格，出了问题就要追究责任，算是渎职。但标准是有限的，即使把所有的标准都检验过，质量合格也并不能保证产品安全，合格证明它是符合我的标准，我的标准有200个项目，全部检过，但是有一个指标是标准里面没有规定的，像以前对苏丹红是没有规定的，那么食品仍然是有安全隐患的。①

如果说2008年三鹿事件中监管部门不对三聚氰胺进行有针对性的检测并非过错，那么2010年的毒奶粉事件就无法再以此来推诿。在举国上下都为三聚氰胺的危害性所震惊的情况下，再不对此项指标进行检测，那就是典型的渎职行为了。为什么毒奶粉仍然披上合法的外衣流向市场

---

① 访谈记录：GDCRJ20070421。

呢？原因在于面对庞大的市场，对主要靠"人海"战术进行监管的政府而言，可用的经费、人力永远是不足的，监管必然常常显得捉襟见肘。监管部门经常抱怨：

> 我们就这么多人，只能保证我做到这么多，你再要多做，财政就要给我钱、给我人。你给我行政的任务，就要给我配上相应的行政资源。不能够"不发枪，不发炮，只吹冲锋号"。①

如质监部门的机构设置最底层只到县一级，没有乡镇一级的机构，而县级质监部门专门负责食品监管工作的人员一般只有 1—2 人，面对量大面广的食品生产企业，监管压力非常大。以广东省质监部门为例，全省负责食品监管的公务员有 380 人，全省食品生产加工单位 18571 家，平均每人负责 48.9 家，如果以人海战术，靠监管人员的盯查访来保障食品安全，这将是一项不可能完成的使命。三鹿事件后，质监部门向奶制品生产企业派驻厂的监督员也面临着同样的困境：一则这是一项兼职工作，监管员分身乏术；二则面对庞大的工艺流程，监管员必须把所有人员的工作情况都现场监控，如果得不到企业的配合，监管难上加难，而得到企业的配合，又易于被企业"俘获"。工商部门也面临同样的困境：很多基层一线的食品安全检测人员往往身兼数职，既要开展市场巡查，发现问题食品，又要每天开展一定数量的食品检测，并及时做好不合格食品的后续处理，还要兼顾其他事务，可以说是分身无术。尽管我国从事食品安全监管的专业大军已经超过百万人，几大监管部门都仍然在抱怨资源和人力不够，背后是否有值得我们深入地反思的问题？

四、讨论：真的管不胜管、防不胜防？

为什么会有这样一种"管不胜管、防不胜防"的局面呢？这要从我国食品监管的根本思路上去检讨。而检讨这种思路，需要了解我国食品

---

① 访谈记录：GDZJ20070312。

市场的基本特点，以及为什么当前的监管理念会造成这样一种监管困局。目前似乎有一种共识，认为美国等发达国家食品监管的成功原因在于其大企业的运作方式，而中国的食品之所以难管，是因为大量零散的生产加工和销售单位的存在使得监管者"管不胜管"。2003年，《南方周末》一篇题为《谁对食品安全负责——八个部委管不好一头猪?!》的报道就提到，在央视《每周质量报告》中被曝光的地方名牌食品有一个共性：这些产品继承的是传统的工艺，手工技艺要求高，往往不是大工业、大企业、大规模生产，而是由千家万户的小企业，甚至家庭作坊生产的（《南方周末》，2003）。质监局食品司前司长邬建平就曾公开解释道："执法部门很难对这些小作坊的食品生产加工过程实行完全监控，这也是为什么这么多部门还管不好的重要原因。"（《中国青年报》，2004）但是三聚氰胺事件再一次让我们清楚地认识到，大型企业的运作可能给监管带来便利，但如果监管水平无法跟上，那么大企业的运作方式带来的危害远比食品"小作坊"要严重。事实上，大企业并不一定比小企业更有利于食品安全和消费者健康，大规模生产加工的食品要保质，必然要添加各种生化添加剂，无论其危害性是否得到科学确认，它们都可能是一种潜在的风险。"在毫无人情味可言的庞大产业链中做生意，掺假会越来越猖獗……因为一种食品或饮品从生产到销售的过程中会有许多人经手，却没有一个人能对这种商品的质量负责……没有比这更可怕的了"（威尔逊，2010：23）从生态多样性、环境保护的角度来看，更应该鼓励的反而是中小企业而不是大企业。

对大企业，监管者的理念并非站在消费者的角度来与大企业形成对抗，而是出于"赶超"情怀，把大企业当作国家经济命脉和提升国家竞争力的主要手段进行扶持，监管的目的是保护市场中的竞争者。在这样的思路下，与大企业相比处于弱势的消费者的权益在面对更为强大的国家发展的话语下就显得非常微小。比如，对于不合格产品信息的发布，国家往往出于社会稳定、经济发展的大局而严格限制，对于消费者的投诉，首先想到的不是保护处于弱势的消费者，而是这样的投诉对于民族产业带来的危害。三鹿奶粉事件后，笔者在与工商系统人员访谈时，就有人提出，与其如此，倒还不如将全部奶粉下架，合格一批放行一批，这样工作量反而要轻很多,而且在市场上销售的奶粉质量还能有保障。否则,大家信不过市场上销售的奶粉,诚实的商家也因此受到牵连,最终被拖垮的是整个行业。笔者曾发现过一个有意思的现象,如果出现禽流感等事件后,内地的情况是整个鸡肉行业受到打击,老百姓不敢冒险,索性不吃。而同期笔者在香港的市场上考察发现,鸡肉仍然在供应,但是数量剧减,价格剧增。在这种情况下,消费者要吃,就要付高价钱,但是他相信自己吃到的是安全的鸡肉。在三聚氰胺事件中,监管部门之所以采取效率相当低下的人海战术,而不是先将全部的奶粉下架,检验合格一个批次就上架一个批次,深层次原因也在此:如果将全部奶粉下架,监管者面对的就是整个行业的敌视和对抗,特别是这中间牵涉到在政治上有相当影响的大型国有企业;而一个批次一个批次地下架,从政治上来看遇到的阻力就小得多:他必须有了足够的证据才能进行这种对抗,而且处理的只是其产品中的某个批次,不是从根本上摧毁这个企业。然而这种处理方式带来的负面效应是,诚实守信的商人受到牵连,无辜受累却无处投诉,消费者抵制产品的这种过度反应最终拖垮整个行业。类似的事件不胜枚举:2006年5月郁南发生潺菜中毒事件之后,当地潺菜完全卖不出去;2006年11月红心鸭蛋事件爆发后,广州的经销商暂停到鸭蛋产区收蛋,许多鸭农的鸭蛋因此坏掉……

  经济发展的切实需要在面临可能风险的"虚幻"需要时,总是胜出。生存和发展的实际需要是实实在在可以感受得到的,因而总能比未来可能的风险获得更多的话语权,尽管有若干受害者已经使这种"虚幻"的需要真真切切地展现在眼前。当然,从安徽阜阳的大头娃娃事件,到三鹿奶粉事件,再到2010年毒奶粉卷土重来,我们可以看到事件的启动源发生了变化,这种变化确实是一种令人欣喜的进步:阜阳奶粉事件中,劣质奶粉导致婴儿头大、嘴小、浮肿、低烧,残害六七十名婴儿,至少8名婴儿死亡,尽管当地的工商部门、疾控中心和医疗机构早就注意到劣质奶粉的问题,但揭开毒奶粉盖子的重任却是由一个普通公民高政所实现——"如果没有他四处投诉,向奶粉经销商较真,可能事情不会闹到今天这么大"。① 在三鹿事件中，29 万余名结石患儿的生命和健康代价揭开了行业的黑幕；2010 年渭南毒奶粉事件中，至少目前没有看到显性的受害者，问题是靠外地工商部门的抽检而发现的，而且工商部门的这一发现不再像六年前或一年前那样需要靠受害者的生命代价才引起相关重视，而是马上得到关注，迅速触发了全国性的专项整治活动。

无论是在阜阳奶粉事件还是三鹿奶粉事件中，相关监管部门都声称，在这之前没有接到工作安排，并不知道情况。这一点在事发后曾广为人所诟病。但是笔者更愿意相信监管部门的这一声称并不是矫情或谎言，因为个别消费者的投诉确实并不能启动庞大的官僚机器的运作。而官方的"知道情况"必须是通过正式的工作安排下达，所以监管部门确实有理由声称不知情，尽管自己曾将奶粉送到质检部门去检验并得到不合格的检验报告，尽管自己的门户网站上有消费者反映的情况。有学者认为，这反映我国政府的决策重心相当之高，一线执法者、基层政府在面对消费者投诉、面对抽检结果时，并不敢妄然行动。所有的下级机构必须向上级报告才能够形成一个决策，如果被认为是大问题的话，就更加要向上级报告。② 笔者认为，之所以决策重心如此之高，是因为此类行动将直接挑战政府一以贯之的监管理念，影响到地方经济发展甚至是国家的经济支柱，哪一个普通公务员敢于担负起这样的重责甚至是骂名呢？哪个基层领导人敢贸然作出这样的工作安排？在这样的情况下，将决策重心上移自然成为监管部门的理性选择。

大型企业因为品牌和信誉，相对能够自律，监管部门对大型企业的监管也主要靠企业的自律。监管者并未将自己的角色定位于为处于弱势的消费者提供一个可以与大企业相抗衡的平台，在这种情况下，除非消费者有不屈不挠、不肯罢休的精神，一般都会知难而退，而不会去与大企业较真。当然，随着奶粉事件的升级，消费者的权利逐渐有了更多的保障，比如在 2010 年夏的圣元奶粉"激素门"事件中，消费者就积极地站起来捍卫权利，而引起了卫生部的高度重视。那么，中小企业呢？相

---

① 参见《谁揭开安徽劣质奶粉内幕：平凡村民漫长维权路》，http://www.people.com.cn（下载时间：2004 年 4 月 29 日）。
② 参见郭巍青教授在 2008 年 10 月 16 日广州大学城关于三鹿奶粉事件的论坛上的发言。

对于大企业而言，它们没有大量的先期资本投入作为信誉担保，在诚信方面更堪担忧。在这种情况下，如何保障这些企业生产销售的食品安全呢？对这些企业而言，政府的监管显得更为重要。在我国，对中小企业又是如何监管的呢？下一章将视野转向中小企业，分析我国政府对中小食品企业的监管。

第四章　对食品小作坊的监管：以广东省为例

"民以食为天"。作为一个拥有悠久饮食文化传统的国家，我国食品小作坊的存在由来已久。在农业社会时期，食品小作坊就是食品的主要来源和农产品粗加工的主要方式（谢启军、吉维等，2009）。随着市场经济的逐步发展，食品小作坊、小摊贩凭借其低生产成本、低技术含量及市民对食品的庞大需求等优势成为创业人群的优先选择，成为推动市场经济发展的新生力量。在规模化大生产和大流通的背景下，尽管有一部分食品小作坊不断发展壮大，成长为具有一定规模的食品企业，然而大部分的食品小作坊仍然处于较落后的生存状态，生产设施和设备简陋，缺乏提高产品质量和扩大市场规模的能力，在食品企业日益涌现和群众食品安全意识日益提高的双重夹击下艰难维生。在中国，从计划时代走来的政府缺乏管理小企业的经验，计划经济关注的是大型国有企业，只允许小摊贩在体制边缘存在，在面临大量的小作坊、小厂家组成的现代市场，原有的制度似乎捉襟见肘。所以，如何在建立起应对中小企业的监管体制的同时不损害大量小企业的存在所带来的繁荣和生机，这是现代中国政府在监管领域碰到的最大挑战之一。（刘亚平，2008）自由市场经济的发展和活力有赖于大量中小企业的成长，因此，分析中国政府对市场的控制方式，特别是要了解政府在新形式下的治理模式的变化，以中小企业为关注点将更为适宜。中国政府向现代监管国家转型所作的努力以及面临的挑战在政府对食品生产加工小作坊（以下简称小作坊）的监管中得到集中体现。中国中央一级的机构并不直接进行监管，直接对市场进行监管的主要是省级及其下属的监管机构，这些机构在我国实行的是省以下垂直管理。因此，本文将以广东省为例，从广东省对小作坊的监管变迁来透视中国监管国家兴起的逻辑。

一、广东食品小作坊的基本情况

2007年，国家质检总局在《关于进一步加强食品生产加工小作坊监管工作的意见》中，对小作坊作了如下界定：生产食品加工小作坊是指固定从业人员较少，有固定的生产场所，生产条件简单，从事传统、低风险食品生产加工活动（不含现做现卖）且没有取得食品生产许可的食品生产单位或个人。纳入食品生产加工小作坊监管范围的产品目录由省级质量技术监督部门根据本地区制定。各省根据质检总局的定义，结合自身地区的实际，也对小作坊的定义作了一些调整。如海南、湖北和云南省把小作坊的从业人员限制在十人以下，江苏、安徽等省把是否签订食品质量安全承诺书作为划分依据之一，江苏省、海南省和北京市则进一步把小作坊的销售范围限制在本村、本街区（社区）或临近的较小区域，部分省份甚至把食品生产加工小作坊和食品生产加工小企业区分开来等。

2007年，广东省下发《广东省质监系统生产加工食品质量安全专项整治行动实施方案》（粤质监［2007］107号），明确规定小作坊指的是"地处乡镇以下农村，固定从业人员较少，有固定生产场所，生产条件简单，从事传统、低风险食品生产加工活动（不含现做现卖），虽然已取得卫生许可证和营业执照，但暂不能获得食品生产许可证的食品生产单位或个人。其产品范围限于大米、花生油、豆腐等豆制品、茶叶、糕点、腊肉、鱼干（含咸鱼）、果干（含凉果）、菜干（含酱腌菜）等用传统工艺加工的初级农产品，未纳入生产许可管理的地方特色食品等"。

作为食品工业大省，近年来广东省食品工业总量一直居全国前列。但由于经济发展的不平衡，广东省的食品生产加工单位中，除了少量的大型食品加工企业外，大部分均为生产水平较低的家庭式小作坊。据有关数据显示，2009 年，广东省在册登记的食品加工单位有 17000 个左右，但是规模以上的只占 10%，90% 的食品加工单位属于小企业、小作坊"。这些食品小作坊生产的主要产品有：食用植物油、大米、豆制品、糕点、白酒、凉果以及地方特色食品等。目前，广东省食品小作坊的经营主要有两种情况：一种是位于城镇的小作坊，采取摆摊设点的方式，以较低的成本和价格为城市低收入家庭提供日常食品消费，从业人员主要以下岗人员和外来务工者为主；另一种是位于行政监管较为薄弱的农村或偏远地区的小作坊，原料就地取材，产品具有很强的地域性特点，当地群众要依靠其产品满足日常生活需要，而且这种消费习惯已经持续相当长一段时间。图 4-1、图 4-2 分别显示了广东省无证照食品生产加工小作坊的分布和主要产品比例。

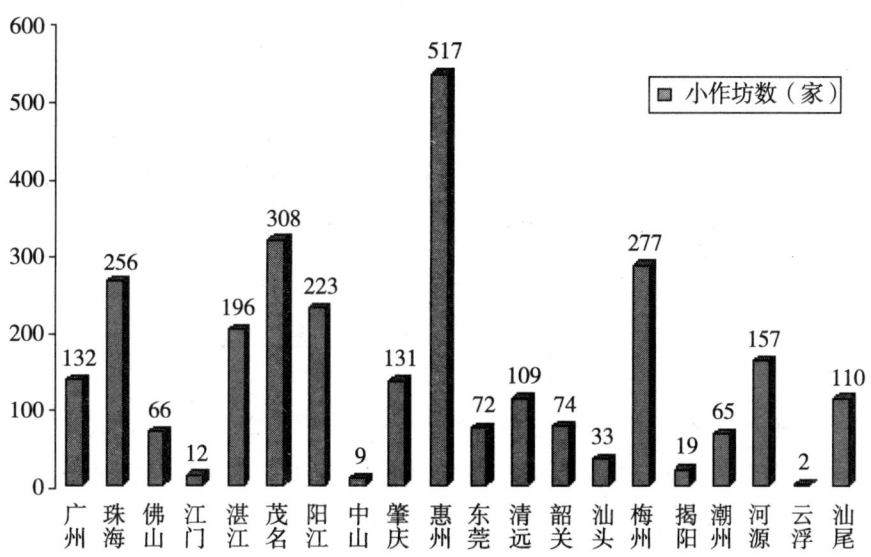

图 4-1 广东省 20 个地市无证照食品生产加工小作坊分布

资料来源：广东省质监局，2009。

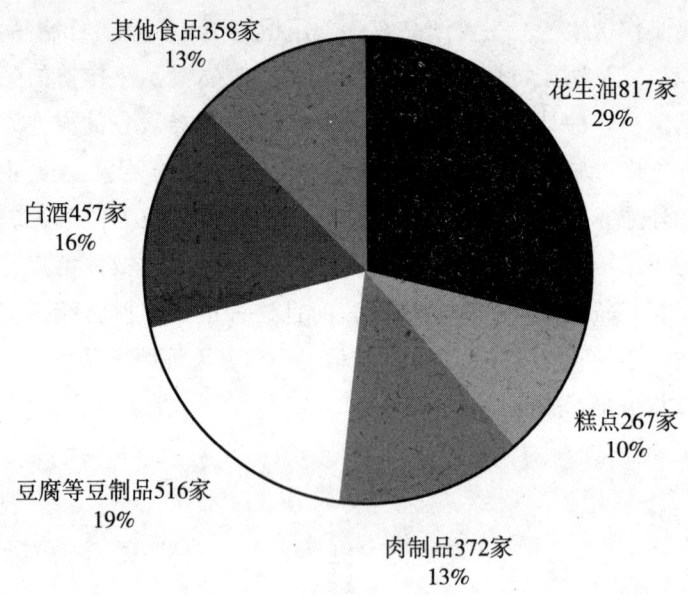

图4-2 广东省无证照食品生产加工小作坊主要产品比例示意图

资料来源：广东省质监局，2009。

二、食品小作坊的监管历程

早期，小作坊的监管并没有作为一个独立的议题被提上政府的监管日程。在食品卫生监管工作中，小作坊仅占很小的比例，食品小作坊的监管大多零星地散布在其他的食品监管政策当中，往往与食品打假、食品集贸市场管理等政策混杂在一起。2001年以前，大多数关于食品监管的法律法规和政府文件并没有提及食品小作坊监管权的问题，少数有所涉及的，也没有清晰地规定食品小作坊的监管主体。另一方面，鉴于食品小作坊规模小、数量多、违法成本低等特点，监管部门需要投入大量的时间、人力和物力来完成监管工作，同时小作坊大多涉及城镇低收入者的生计、消费等社会问题，监管工作一旦处理不好，很容易引发社会冲突或矛盾，因此监管食品小作坊是一件吃力不讨好的事情，加上食品小作坊的监管权限没有明确的法律规定，这就使一些监管部门对食品小作坊的监管问题保持一种消极的态度。

（一）行政许可和"打假"：早期的监管

广东是我国市场经济起步最早的地区之一，从20世纪80年代起个体经济和私营经济便迅速发展起来，但同时广东也最早体验到市场经济发展所带来的弊端。从20世纪90年代开始，在巨大的经济利润的引诱下，广东的制假售假等经济犯罪活动日益猖獗，其中也不乏假冒伪劣食品，而这些食品大部分都是由小作坊生产，严重损害了合法生产者的利益和人民群众的生命健康，扰乱了食品市场的正常经济秩序，从而使得其监管显得非常必要。

从早期的监管情况来看，主要采取两种方式：一是行政许可（即发证），二是通过"食品打假"运动。《食品卫生许可证》和《营业执照》是我国从20世纪80年代开始实行的准入制度。根据《食品卫生法》，任何单位和个人从事食品生产经营活动，应当向卫生行政部门申报，并按照规定办理卫生许可证申请手续；经卫生行政部门审查批准后方可从事食品生产经营活动，并承担食品生产经营的食品卫生责任。而根据《城乡个体工商户管理暂行条例》，从事经营的个体工商者必须携带经营场所的租赁合同或房产证明、负责人、从业人员身份证复印件、卫生许可和其他前置审批手续到当地工商所填表办理营业执照。这意味着食品小作坊同其他食品生产、经营单位和个人一样，必须获得《食品卫生许可证》和《营业执照》方可进行合法生产。没有获得两证的，则被纳入"打假"和"查无"的工作范围。

监管者一直认为"假冒伪劣"和"无照经营"是扰乱市场秩序和造成食品安全隐患的主要原因，耗费大量精力进行整治。如工商、质监及地方政府都成立有专门的打假办（处），并多次组织相关的食品打假活动，对象主要是小作坊、小摊贩。如广东质监部门就称20世纪90年代末广东大部分的食品小作坊为了谋取经济利益而生产假冒伪劣，给企业和人民的利益造成重大损害，同时也影响投资环境改善、败坏政府的形象。仅2001年就在全省范围内组织开展了八次大规模的食品专项打假联合行动（粤质技监函〔2001〕334号）。专门针对无照经营活动的各种规范性文件包括《无照经营查处取缔办法》、《国家工商行政管理局、公安部、国家税务总局关于对无照经营进行综合治理的通知》、《关于彻底解决乡镇政府所在地及县城以上城市小食杂店、小摊点无照经营食品问题的指导意见》等，清理取缔无照经营已成为执法部门每年专项整治和日常监管的一项必不可少的内容，是基层执法部门投入人力、物力、财力最多的工作。

（二）专门监管机构的设立

2004年，为解决食品监管部门在具体工作中存在职能的交叉问题，国务院《关于进一步加强食品安全工作的决定》（国发〔2004〕23号）和中央编办《关于进一步明确食品安全监管部门职责分工有关问题的通知》（中央编办发〔2004〕35号）出台明确质检部门负责食品生产加工环节的监管。2005年，广东省编办下发的《关于进一步明确我省食品安全监管部门职责分工有关问题的通知》进一步明确："质监部门负责食品生产加工环节质量卫生的日常监管。"职能调整后，广东省质监部门的食品质量卫生监管工作从过去面上的对各类产品企业的质量监管，转变为还必须对整个食品生产加工行业的质量监管；从过去点上的对终端产品的质量监管，转变为对食品生产加工环节全过程的质量管理。从2005年开始，广东省质监局设立食品监管处，专门承担食品、食品相关产品生产加工环节的质量安全监管工作。（粤机编办〔2005〕337号）至此，大量从事食品生产加工的小作坊正式被纳入质监部门的监管范围。

食品生产许可制度的实施给质监部门带来的监管难题，是食品小作坊监管正式进入政府议事日程的另一个动因。2002年，国家质检总局下发《关于进一步加强食品质量安全监督管理工作的通知》（国质检监函〔2002〕282号），决定自2002年下半年开始，首先对小麦粉、大米、食用植物油、酱油、食醋等五类食品实行质量安全市场准入管理制度。为保证这项制度的顺利实施，总局先后制定一系列规范性文件指导这项工作在全国的开展。2003年9月，《食品生产加工企业质量安全监督管理办法》（国检〔2003〕52号）颁布实施。该《办法》第四条明确规定，凡是从事食品生产加工活动的企业和组织必须取得食品生产许可证和QS标志。根据质检总局的要求，广东省质监局从2002开始开展小麦粉、大米、食用植物油、酱油、食醋五类食品的发证工作。到2004年为止，全省共普查到五类食品生产加工单位8741家，其中符合食品生产许可证发证要求的仅占13.1%，其余7598家全部不符合发证条件（广东质检信息，2004）。这些达不到发证条件的几乎都是从业人员在十人以下的家庭式小作坊。这些食品小作坊的存在给发证工作带来了极大的挑战。因此，解决好食品小作坊监管问题是保证食品生产许可证制度顺利实施的必备条件，质监部门不得不介入食品小作坊的监管。

（三）以"堵"为主的监管方式

早在2003年广东省质监局就选择了潮州、汕头、揭阳和清远四个列入食品生产许可证管理的食品企业较多且获证企业较少的地市作为开展食品生产许可企业质量安全监管工作的试点，通过采取多项措施，初步探索食品小作坊的监管经验，希望为质监系统全面介入小作坊的监管奠定基础。2005年，随着《关于加强食品生产加工小作坊监管的指导意见（试行）》（国质检监函〔2005〕781号）的下发，广东省食品小作坊监管工作全面启动。质监部门沿用了食品生产许可证制度的思路，在介入食品小作坊监管的过程中采取了以"堵"为主的途径。所谓以"堵"为主，就是根据食品市场准入制度的标准推动食品小作坊获证，逐步降低食品小作坊的数量，最终消除无证生产加工食品的现象。简单地说，作为食品小作坊，要么获证，要么退出市场。广东省质监局提出："对纳入食品生产许可管理范围但不符合取证条件的食品生产加工小作坊，各级质监部门要在依法实施监管，严厉查处无证生产行为的同时，提出切实可行的整治意见报当地政府，积极争取由各地政府组织开展对食品生产加工业的专项整治行动，依法取缔无证无照食品生产加工小作坊。"（粤质监函〔2005〕569号）2006年，全省各地质监部门在地方政府的支持下，联合各有关职能部门，关闭取缔了3815家不具备基本生产条件的食品小作坊；到2007年，又有8274家小作坊被取缔或退出，小作坊数量由原来的20900家下降至12626家，减少了40%（沈洪，2006）。

1. 先"堵"城市后"堵"农村

考虑到城市和农村的食品小作坊在社会影响和取缔难度方面的差异，质监部门采取了先"堵"城市后"堵"农村的策略，把食品小作坊初期监管的重点放在了大中城市，决定首先取缔和打击一批在大中城市生产销售的无证食品企业。城镇企业生产加工纳入食品质量安全准入制度的食品，却无法取得生产许可证的，质监部门应按照《生产许可证管理条例》规定予以查处，并必须在七个工作日内形成报告报送地方政府建议取缔。2007年，广东省质监局在《广东省生产加工食品质量安全专项整治行动实施方案》（粤质监〔2007〕107号）中进一步把小作坊的范围界定为"地处乡镇以下农村"，从制度层面堵住食品小作坊在市区、县城生存的可能性。而对于偏远、交通闭塞乡、村的大米、食用油等传统生产加工小作坊，如果其产品仅供当地群众生活必需且无其他供货方式可以替代，以以货易货、来料加工方式生产经营，已领取卫生许可证和营业执照，但又不具备取得食品生产许可证条件的，在当地政府的同意和监管下，可以给予一定的过渡时期。

2. 分类管理

2007年，省局制定了广东省食品小作坊产品目录，把它们的产品范围限定于"大米、花生油、豆腐等豆制品、茶叶、糕点、腊肉、鱼干（含咸鱼）、果干（含凉果）、菜干（含酱腌菜）等用传统生产工艺加工的初级农产品，未纳入生产许可管理的地方特色食品等"（粤质监〔2007〕107号）。同时，在普查的基础上，对属于产品目录内的小作坊划分为四类，采取分类管理的办法，适用不同的整治措施，具体如图4-1所示：

从图中我们可以看到，"堵"的思路在整治过程中仍然占据着主导地位：首先，对于"三无"窝点、拒绝申领或者无法领齐"两证"的以及经过限期改造仍然不符合食品小作坊基本生产条件要求的，一律查处取缔；其次，对于具备领证条件的，要加快推动其成为食品生产企业，脱离食品小作坊的行列。再次，对于达到两个地方性标准要求的食品小作坊，监管部门不"堵住"生产、转"堵住"市场，通过限制流通来压缩它的生存空间：产品限区域销售，小作坊生产的产品只限在相邻的乡镇一级销售,不得进入超市和县级以上市场。

采用"堵"的方式来监管小作坊,面临着两大基本困境:一是食品小作坊的卫生条件差、管理能力差、市场竞争力差,不可能短时间内达到获证的要求。除了缴纳法律明确规定的生产许可证费(包括审查费、产品检验费和公告费)外,为达到获证企业的标准,食品小作坊还必须投入大量的资金根据每一种食品的生产许可证审查细则进行整改,这其中包括增添生产设备和检验设备、厂房装修、人员培训、生产许可证咨询费用等。以清远市阳山县城的一间花生油加工小作坊为例,办理一个生产许可证需要花费25000多元,这对于小本经营的小作坊来说,是一笔庞大的费用。表4-1说明了广东省某县花生油小作坊的申请费用。

表4-1 广东省某县某花生油小作坊申证费用明细表

序号	花费项目			金额(元)	备注
1	生产许可证费	审查费		2200.00	每增加一个申证单元多加440元
2					
3		公示费		400.00	
		发证检验费(花生油)		1000.00	18个检验项目
4	购买设备费			6500.00	生产设备(软化设备和压胚设备)、检验设备(罗维朋比色计、电炉、分析天平)
5	厂房装修费			2000.00	
6	技术服务费	申请生产许可证具体服务项目	绘制厂区布局图	1500.007	
7			指导厂区整顿改善	1200.008	
8			指导必备生产设备的完善	700.009	
9			指导检验设备的完善	700.0010	

（续表）

序号	花费项目		金额（元）	备注
10	技术服务费	申请生产许可证具体服务项目	指导化验室的布局建立和完善	700.00[11]	
11			编制质量管理文件（手册或制度）	1000.00[12]	
12			编制相应作业指导书	800.00[13]	
13			编制配套的记录表格并培训	800.00[14]	
14			指导企业填写并递交申请	600.00[15]	
15		标准标识技术服务	2000.00[16]	
16		三级计量保证体系确认	1500.00[17]	
17		检验人员培训	1500.00	
	合计		25100.00	

资料来源：广东省质量技术监督局。

另一方面，促使达不到获证标准的小作坊退出市场也不是一件易事。首先，食品小作坊的数量多，大多分散在乡镇地区和农村结合部，具有较强的隐蔽性和流动性，查处工作需要调动大量的人力和物力资源来进行，这对于向来缺乏资源（巡查人员少、监管设备如车辆等短缺、监管经费严重不足）的基层质监部门来说无疑是一种巨大的压力。其次，食品小作坊进入门槛低（生产规模极小、投资也少），被取缔后，常常死灰复燃，出现异地生产，部分甚至以一种更为隐蔽的方式继续生产加工活动，如选择在民房内加工，或者在夜间加工，跟监管部门打起"游击战"。再次，有的小作坊生产的是当地的传统食品，为当地群众日常生活所需，如潮汕地区的卤味，尽管加工点的生产条件都比较差，食品质量得不到保证，但人民群众的饮食习惯和消费观念一时难以彻底改变，一旦全部取缔容易引来群众的不满；同时，食品小作坊的经营还涉及外来务工人员、下岗工人、失地农民等人的生计问题，如果强制取缔，将导致这部分人员失去经济来源，容易引发政府与群众的矛盾，影响社会稳定。

"堵"的监管方式面临的上述两大基本困境，使得监管者不得不在此之外寻求另外的监管方法。尽管分类管理仍然以"堵"为主，但相比"要么领证、要么取缔"这种非此即彼的想法，分类管理的办法无疑更具现实性和可行性，其中也逐渐显出一种不同的监管思路"疏导"。

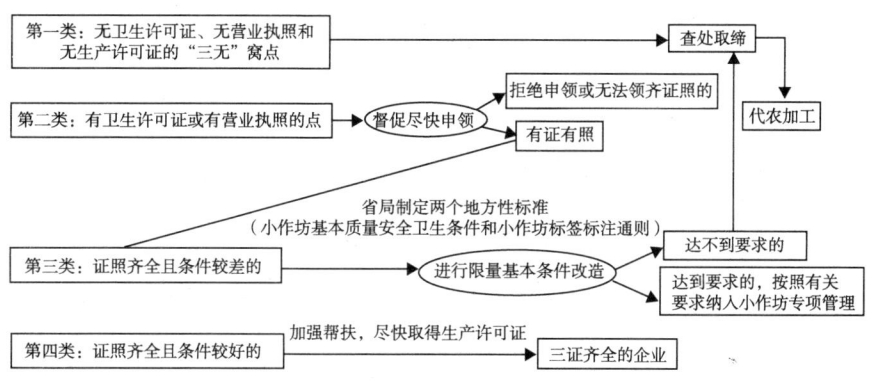

图 4-3　食品小作坊分类整治图①

资料来源：作者自制。

（四）以"疏"为主的监管方式

2006年，广东省质监局开始展开食品小作坊试点工作，要求各地市局"选定一个县（区）或镇作为食品生产加工小企业小作坊监管试点，制定试点工作方案，积极开拓创新，努力探索出一套行之有效、符合当地实际的监管新模式、新方法"（粤质监食函〔2006〕347号）。"以堵为主"的监管固然是质监部门坚定不移地实施的方针，但在访谈中，质监部门的工作人员也多次提到质监系统想要完全堵住小作坊的漏洞并不可能，有的甚至认为"'堵塞'小作坊是一项徒劳无功的行为，只会越堵越

---

① 上述第一、二、三类小作坊中属于地处农村、偏远地区和交通闭塞地区，原料就地取材、产品地域性较强，当地群众要依靠他们的产品满足日常生活需要的大米、花生油等产品的，在地方政府的支持下，尽量将其转化为"代农加工点"。

糟",但"上面的政策并不是能说改就改的,加上你负有监管的职责"①,因此,省质监局只好在此之外寻找其他的监管方式。从试点工作的启动不难看出质监部门开始有意调整现有的小作坊监管政策。那么,如何调整呢?其实思路很简单,既然食品小作坊"堵不住",何不反其道而行,实行"疏导"。在分类管理办法出台之时,以"疏"为主的监管调整便初现端倪。所谓"疏导",就是在承认小作坊地位的前提下,规范食品小作坊的生产行为,加强对生产环节关键点的控制,以此疏通小作坊生产存在的质量安全问题,在有条件的情况下,引导小作坊向着规模化、集中化生产发展。"疏导"与"堵塞"最大的不同,就在于其允许食品小作坊有条件地存在。2006年,省质监系统经过调研和摸查,确定了2643家允许有条件存在的食品生产加工小作坊名单。

需要注意的是,质监部门对小作坊监管政策进行调整,并不意味着它放弃了之前提出的"到2012年基本消除无证生产现象"的目标。事实上,从2007年开始,"堵"和"疏"的做法始终存在于食品小作坊的监管过程中,甚至很多时候"疏"的最终目的也是"堵"。但是,"疏"的过程反映了地方政府在自己的权限空间内进行的创新,正是中国走向现代监管国家的希望所在。

1. 食品生产加工小作坊安全承诺制

前已述及,"疏导"的理念是允许符合一定条件的小作坊存在。根据《食品生产加工企业质量安全监督管理实施细则(试行)》,这一做法显然是"于法不合"的。为了做到"合情合理",质监部门开始推行食品小作坊安全承诺制。2007年质检总局开展了全国范围内的产品质量和食品安全专项整治,签订质量安全承诺书便是其中一项辅助解决小作坊问题的措施。"小作坊100%签订食品质量安全承诺书"(粤质监〔2007〕107号)也成为当年广东省开展专项整治行动的目标之一。

> 签订质量安全承诺书的意义就在于这个措施是作为一个载体来便于我们系统内监管,相当于给予它一个地位,就是你签订了承诺

---

① 访谈记录:GDZJ20090421。

书，那么我们监管部门认可你，暂时可以不申请生产许可证，按照小作坊的要求来生产经营。①

可以说，质监部门就是通过这样一个承诺书把食品小作坊暂时合法化了。承诺书涵盖了保证小作坊食品质量安全的基本要求，其中有两个日常的关键生产环节是质监部门检查、监督的重点：一是建立进货和销售台账。长期以来，小作坊并没有对进货和销售进行记录，一旦出现食品事故，很难查清问题根源，也无法对产品实施强制召回。因此，建立原材料进购及产品销售台账便成为产品进行溯源管理的基础。作为产品生产质量的主要控制措施，各级质监部门通过免费指导台账的登记方法，督促食品小作坊100%建立供销台账制度，从而提高小作坊生产的规范性。二是实行产品出厂检验制度，产品检验合格后方可上市销售。产品出厂检验是把握食品生产质量的最后一道关卡，也是实现质监部门对食品事故的事后应对转变为事前预防的有效手段，因此，无论是食品生产企业还是小作坊，质监部门都要求产品出厂必须进行检验。当然，由于食品小作坊的资金有限，自检的可能性不大，质监部门允许其委托有资质的检验机构对重点项目进行检验，每月至少检验一次。通常的做法是：根据各企业的要求，由各级质量技术协会牵头，各级质量科（股）指导，由协会与无检验能力的食品企业签订出厂检验协议书（委托书），协议书明确规定委托检验结果只是企业自检行为，只作为企业了解自身的产品质量情况及指导生产的依据；协议规定只对检验样品的检验结果负责，检验结果不作为行政处罚的依据、无法律效力。根据产品特点、生产规模及产量的实际情况，每月或每两个月检验一批次，检验的项目是涉及人身健康安全的主要指标。而对于一些区域集中性较强的小作坊，质监部门鼓励其采取联合建立产品检验室的做法或"公司+小作坊"的做法，以达到出厂检验的目的。

---

① 访谈记录：GDZJ20090516。

2. 创新型的监管模式——区域集中监管模式

在2006年的专项整治活动中，省质监局要求各地市局"选定一个县（区）或镇作为食品生产加工小企业小作坊监管试点，制定试点工作方案，积极开拓创新，努力探索出一套行之有效、符合当地实际的监管新模式、新方法"（粤质监食函〔2006〕347号）。截止2007年3月，全省共确立试点48个，省局将其中12个列为重点指导对象，全面推进小作坊监管试点工作（内部资料）。经过试点，质监部门确立"区域总体整治，行业集中整治，工业园区集中、协会行业自律，龙头企业带动、集约化管理，行业集中生产、规范化经营，整合做大、统一经营"六种有效监管模式（粤质监〔2007〕107号）。这六种监管模式的核心思想大体是一致的，就是推行区域集中监管。针对区域特色相对明显的食品小作坊，比如在同一个乡、镇生产同一类产品的小作坊数量在15个以上的，推动区域集中监管模式。通过推动各地政府牵头做好相关区域规划和出台配套政策，对区域特色相对明显的食品加工小企业、小作坊实行"五集中"，即集中建房、集中生产、集中管理、集中检验、集中扶持，打造统一品牌，提高产品质量和附加值。这样一种创新型的监管模式可以有效提高质监部门的监管效率、降低监管成本。同时，通过制定产品技术规范，要求集中加工区域内的小作坊执行统一的技术标准，有助于集中提高整体水平。目前全省各地已建立食品小作坊集中加工区域25个，有力地促进了规范化和集约化管理小作坊。

案例4-1：

顺德的康鹏熟食加工场是最早建立的集中工业园区之一，它是通过龙头企业的带动来促进集约化管理。2005年，在质监部门的推动下，顺德北窖镇政府决定由康鹏食品有限公司牵头，组建熟食品集中加工场，推行熟食品加工集约化管理，以规范熟食品生产加工行为。将镇内烧腊、熟食肉制品、豆制品等加工生产行业中本来生产条件不完备的经营户，统一集中到该加工场内生产经营。具体做法：一是充分利用社会资源，镇政府提供优惠地价出租土地，由康鹏食品有限公司出资建设、经营，建成烧腊区、熟食肉制品区、豆制品区、生油米面制品区、屠宰区、检验室和员工宿舍等功能区。二是定点屠宰、集中检验、统一管理、分散经营。各经营户在加工场内属于租用场地的性质，各自独立生产和销售，自负盈亏。而加工场的日常管理则由出租方负责，并统一办理卫生许可和工商营业执照。通过建立北窖康鹏熟食加工场，质监部门对小型熟食加工点实现了从原料、生产加工过程到出厂检验等环节的统一监管，大大提高监管的有效性。①

3. 代农加工模式

QS 制度对食品卫生等生产场所条件有着严格的规定，农民自办食品加工点由于场地、资金、场所的限制，大部分不可能按照 QS 的要求进行改造。众多农民和村委会也提出，取缔了大米、花生油代农加工点给他们的生活造成了很大影响，使自种的稻谷无处脱壳，自种的花生无处榨油。在这种情况下，为平衡农民吃饭问题与食品安全之间的矛盾，从化市根据实际情况，提出了代农加工的管理模式。所谓代农加工，是指仅在行政村内开设的对农民自产农产品进行加工，采取以物换物或者收取加工费的方式代为加工某一农副产品的加工行为。在监管上采用"基层政府监管，经营业主承诺，保证基本条件，限于以物换物，成品流向登记"的思路。根据各地实际，划定可用代农加工管理的农村，城镇及周边农村将不被允许。并决定允许实施代农加工的品种仅限于四个品种：大米、花生油、豆制品、荔枝干。具体方式为各村委会核查加工点状况，并作出是否申报加工点的决定，报镇政府批准、市食安委备案。为防止恶性竞争以及重复建设，各村每个品种只能开设一家。

从化市质监局提请市食品安全委员会下发了《从化市代农业加工管理办法》，在全市推广代农加工点的"一二三四"模式，即：一挂牌，即加挂代农加工点牌匾，在镇政府确认登记后，由代农加工点老板与镇政府签订《承诺书》，即可开业经营，从某种程度上可视为一定范围的行政

---

① 案例来源：《集中管理促发展 广东各地探索小作坊监管新思路》，2008 年 8 月 7 日，载广东省食品安全网，http://www.gdfs.gov.cn/xwzx/ShowArticle.asp? ArticleID = 31481&Page = 2。

许可。二统一，即统一登记确认、统一档案资料，2007年，由从化市产品质量和食品安全专项整治工作领导办公室下发了《开展代农加工管理试点工作的通知》，由各镇、街组织村委会进行登记确认，共有219家符合条件，进行了统一登记确认，统一档案资料。三限制，即品种限制、区域限制、行为限制。品种限制是指代农加工所涉及的初级农产品为大米、荔枝干、花生油、豆制品等低风险食品；区域限制，加工点接受本村自产农产品的初级加工；行为限制，是禁止销售行为。四制度，即开业歇业申报制度、投诉举报公示制度、食品安全承诺制度、禁止销售行为制度。开歇业申报制度是指季节性食品如荔枝干、花生油等在应节到来或结束之前，都要向村镇报告有关事项，经允许后，方可进行某些操作。投诉举报公示制度是指农民发现加工点存在销售、不卫生等违反《代农加工管理规定》的情况，应立即举报；对代农加工点的许可，须经公示后方可。食品安全承诺制度包括两个方面：一是加工点向政府及社会公开承诺，保证按照生产流程及基本卫生要求做好，不予销售，只收取少量加工费；二是与前来要求加工的农户签订《声明书》，确保提供的初级农产品的质量不是发霉变质的。

三、政府监管的发展逻辑

过去十年，广东省食品小作坊监管从无到有，从起初形式化、零散化的监管到监管正式介入，从"堵塞"到"疏导"，经历了一段艰难的改革变迁过程。2009年食品安全法第二十九条专门提出了食品生产加工小作坊和食品摊贩从事食品生产经营活动的监管由省、自治区、直辖市人民代表大会常务委员会依食品安全法制定。2010年国家质检总局进一步印发《食品生产加工领域中小作坊监管工作专题座谈会会议纪要》，此后，浙江、安徽、宁夏等地都纷纷出台相应的监管办法。总体上看，广东省对食品小作坊监管的探索无疑是较早的，而且其监管变迁能够大致反映出我国监管国家发展的基本逻辑：

(一) 从个案式、运动式执法转向构建常态监管机制

早期对食品小作坊的监管往往以运动式的整治方式展开，从中央到地方，各种各样的专项整治活动非常多见。由于小作坊监管牵涉到若干个不同的监管部门，在部门间协调机制缺如的情况下，小作坊监管往往依赖各部门之间的联合执法，从这个意义上看，专项整治也确实有其合理性。然而，专项整治运动尽管能在短期内集聚人力、物力和财力等行政资源对制假、售假者进行强力的惩处，使大量非法的食品小作坊关门停产，具有打击力度大、成果显效快的优势，但由于对食品小作坊的市场需求仍广泛存在，所谓的打假沦为"赶假"，运动一停，小作坊就"死灰复燃"。随着时间的演变，食品安全监管的重要性日益被提上政府的议事日程，在这种情况下，依靠一次性的从严从快处理已经不能起到足够的威慑作用，尽管运动式执法仍然存在，但构建有效的常规执行机制已经成为监管机构的努力方向。

另外，针对小作坊的监管以往也更多地建立在个案的基础上，即针对某一个小作坊的情况来给予特殊的照顾或处理，尽管这种管理显得更有人情味，为不合理的制度起到"润滑剂"的作用，但是它传递的不是关于制度的稳定预期，甚至助长投机心理和行贿之风。如果治理方案可以处理一个事件，那么，就应当将之制度化，使之对所有的类似事件都适用，而不应该使之成为特例，甚至成为给某个人的特别恩惠。以手电筒的方式来恩泽公民，结果就会使监管者"疲于奔命"。从另一个角度来看，如果不打算让每一个公民都公平地享有这种照明，那么，手电筒的照明就是一种特权。因此，无论个案式、运动式治理的效果多么显著，都不是值得推广的经验。现代监管国家的建立必须突破将监管事件看作危机的治理思路，突破手电筒式的管理模式，从常态的监管制度入手，形成基于规则的监管。只有这样，才能最大限度地实现公平和正义，最大限度地将太阳的光明带到所有地方。

质监部门在构建常态监管机制方面的努力相当清晰：当食品生产许可政策遭遇执行尴尬时，质监部门推出了实施分类管理的办法；当分类管理办法无法彻底解决问题时，质监部门又开始推行区域集中监管模式，

而日常巡查制度（巡查员制度）、辖区回访制度是质监部门针对食品小作坊采取的日常监管方式，即通过巡查员巡查、与基层政府加强信息沟通来更新辖区内食品小作坊档案，并在此基础上采取相应的监管措施。同时，加强部门之间的沟通与协调也已经成为政府在食品安全监管领域的另一个努力方向。部门之间信息共享、组建综合协调部门，甚至包括大部制改革下将相关食品监管部门整合到一起等，都体现出这样的努力。

（二）从关注大企业转向对小作坊的扶持

在中国市场化进程中，政府的视线始终集中在大企业的身上，监管方面政府也主要把大企业作为监管对象来考虑和设计监管政策，如此一来，便忽视了小企业、小作坊的利益以及其市场需求。例如，从2002年开始实施的生产许可证制度在很大程度上是借鉴国外监管制度而建立的，其中关于生产条件、质量标准体系、产品检验等方面的要求均是针对大中型企业的生产经营情况而确立的监管标准。显然，这样一种门槛脱离了中国的实际，过高的进入标准人为地把大量零散的食品小作坊从市场中排除出去，而不顾这些食品小作坊的利益和市场需求。这样的监管与其说是政府代表公众限制企业的活动，更像是政府通过准入和退出机制来保护市场中的竞争者，为大型食品企业扫清发展道路上的障碍。

在对小作坊的监管上，监管者经常称，中国的食品监管比美国的难度要大得多，主要表现在于中国存在大量的小作坊，这给监管带来极大的难度，不像美国，食品的生产加工已经高度垄断和集中，这样，政府的监管就容易得多。因此，中国未来的发展方向应该是扶持这些小作坊"做大做强"，不能这样发展的就"必然面临消亡"的命运。美国现代监管国家的建立起因于大型、垄断性组织的发展与适应于小型企业的市场监管体制之间的失调，其独立监管机构的建立正是为了对抗大型企业的力量。而在中国，情况并非如此。众多有活力的小企业、小作坊的存在正是市场经济蓬勃生命力的源泉。计划经济时代，小摊贩被看作是一种"不正当"的经济体而被工商部门监控。直到今天，这些零散的小摊贩、小作坊、小企业对正常市场运转的重要性仍未得到足够的重视，甚至因为给政府带来的监管成本过高而一直被歧视。这样一种无视中国国情的监管方案设计往往导致矛盾的进一步加剧。例如，我国实行的食品市场准入制度是一种典型的"抓大放小"（抓住大企业、放弃小企业）策略，过高的进入门槛使得监管部门与食品小作坊之间的冲突不可避免，以"堵"为主的监管方式面临的"取证难"、"取缔难"、"限区域销售难"困境使得政府监管一再受挫。最终，监管部门被迫修补政策以回应需求和缓和矛盾。广东省对食品小作坊的监管由"堵"向"疏"的转变，通过安全承诺责任书在体制的缝隙中为小作坊寻求生存的空间已经反映出这种基本监管理念的良性松动。

（三）从经济监管走向社会监管

计划经济体制下对食品的监管以行业为主，在向市场转轨的过程中，行业管理的色彩越来越淡，社会监管的色彩逐渐增加。中国政府在探索对食品企业的社会监管方面，作出了许多努力。但是，由于体制的惯性，习惯了对国有大企业进行直接控制的政府往往更愿意监管大型企业，再加上小作坊的监管成本过高，由少数大企业组成的监管环境相比较而言更易于管理，为了控制和维持从大型国有资产获得收益的渠道，创造"国家冠军"，实现就业、公共服务、社会安全等目标，政府总是希望通过调控在市场上维持"有序"的竞争和有限的企业数量。有限的企业数量必然意味着企业的集中和兼并。政府希望在追求竞争以提高效率的同时又致力于维持竞争的有序化，而且通过积极的企业重组和市场进入控制来限制企业的数量，从而避免过度竞争，最终达到保护政府在这些关键领域的经济和社会利益的目标。从这个意义上来说，政府的监管并不是为了弥补市场的失灵，而是维持国家利益的手段，因此，在监管中往往选用价格监管和准入控制。

与容易被企业俘获的经济监管不同，社会监管被称为"保护性监管"，旨在保护个体公民对各种危险和不公正的脆弱性，它主要关注产品和服务的质量以及生产过程带来的对人类健康甚至是生存环境的负面影响，不像经济监管那样以某个行业为主、通过保护价格机制、准入和退出机制来保护市场竞争，保护市场中的竞争者。社会监管的目的不是保护企业，而是代表公众限制企业的活动。从对食品小作坊的监管来看，向社会监管的转变已经初见端倪。行政许可和以"堵"为主的监管思路，仍然是典型的经济监管的作法，即通过"市场准入"的控制来保护市场中的现势竞争者。以"疏"为主的监管方式反映着地方政府和监管部门在现有的制度约束下进行的可能创新。可以这样说，对小作坊的监管体现的正是新型社会监管的理念：它保护的不是市场中的竞争者，因为市场中的竞争者数量太多且势均力敌——而这正是有活力的市场经济的体现——使得监管者的歧视性待遇成为不可能，而监管标准的强加是以公众健康为话语，而不是以经济发展为话语，在这种情况下，享有廉价的食品和享有安全的食品都成为合理的权利。保护健康的话语可能会演变为对竞争者的保护，因为额外的监管约束带来的成本往往使得小作坊的价格优势不复存在，从而很难在市场中生存下去。广东省的"区域集中监管模式"是一个非常有意义的创新，通过区域集中监管来降低小作坊的服从成本，通过给予这些小作坊以同等的竞争资格来保护市场竞争，避免了一个更有效的食品安全监管体制（市场准入制度）的建立必须以就业机会为代价（Tam & Yang, 2005）的两难处境。

（四）修补式改革

从广东省的经验来看，食品小作坊政策的出台并不是以解决食品小作坊市场失灵为直接目的的，而是为了修补食品生产许可证制度的漏洞。按照质监部门的设想，食品生产许可证制度是解决食品安全问题的主流之道。然而，这种制度脱离了中国的实际，过高的进入标准人为地把大量零散的食品小作坊从市场中排除出去，食品小作坊监管政策的出台正是为了缓解市场准入制度所遭遇的执行失灵，掩盖监管部门与食品小作坊之间的矛盾和冲突，具有"灭火"的性质。但这并不意味着监管部门开始重新思索其与市场、消费者之间的关系，由始至终，质监部门出台的任何一项监管小作坊的政策，都不是为了解决食品小作坊市场的失灵。

无论我们对食品小作坊采取什么监管措施，分类监管也好，签订安全承诺书也好，这些都是一些过渡性的办法，最终质监部门还是希望通过实施生产许可来解决问题。①

另一方面,由于政府始终希望通过完善现有的监管体系来解决问题,因此,监管改革仅仅停留在转变行政程序如由获证转为签订承诺书或者创新监管方式等表面性的转变,并未触及监管部门之间的利益分配机制、政府与市场关系的调整等关系到食品小作坊监管成功与否的关键因素。因此,监管带来的效果往往是止痛性的,有时甚至是无效的。比如,食品小作坊限区域销售的实施涉及生产、销售、使用等多个环节,在缺乏其他部门支持的情况下,区域限售往往成为一句空话。虽然承诺书对食品小作坊的生产行为作了限制,但这些允诺式的条款并没有真正的法律约束力,小作坊主一旦违背承诺,并没有相应的法律依据对他们进行惩罚。同一项政策存在不同的执行标准,这是中国政策执行的一个常见现象。然而,这一做法加剧了监管部门与小作坊之间的冲突,大部分的小作坊主对各地区执行专项整治行动的政策不同感到不能理解,有欠公平。区域集中监管模式尽管在现实中也有不少成功的例子,但其推广仍存在相当难度:

第一,土地的问题,你必须有专门的土地,就广东来说,土地普遍比较紧张,政府用地可能用在能够产生较大的经济效益的地方,在这种情况下,政府就很难划出什么地来。第二,从已建的食品工业园来看,它很多是采取建完之后来租给小作坊,在工业园区内经营小作坊要付租金;对于监管部门来说便于监管,但是对于小作坊来说,却增加了监管的频率,这样一来也就间接增加了经营成本,成本增加造成了它们进园区经营的积极性不高。第三,还是很难做到园区以外的一律取消,园区以外那些生产成本低的食品小作坊的生产和销售渠道还是无法堵住。②

---

① 访谈记录:GDZJ200890112。
② 访谈记录:GDZJ20090923。

"取证难"、"取缔难"、"限区域销售难"并存的监管难题使得质监部门"以堵为主"的介入途径遭遇失灵。而承诺制带来的争端以及集中监管模式推广的困难也使得"疏导"的监管途径遭受质疑。因此，现行的食品小作坊监管政策以及与之相关的监管制度的设计、执行和实施不能有效纳入到食品监管政策议题的主流，不能从根源上解决食品安全与维护食品小作坊利益的矛盾。

四、讨论：中国在走向监管国家吗？

在赶超战略的思维导向下，国家应该有意识地扶持一些有竞争力的企业，这样才可以提升国家的竞争力。在这种情况下，政府的政策、法规、规章都是有利于国有企业的。这样一种强调国家干预、以国有企业为主的市场经济模式，被称为中国式市场经济（吴木銮，2008）。然而，本文的分析表明，至少在食品领域，这并不能表明市场的全部，甚至不是主要图景。尽管监管者有意要把食品市场发展成为大型企业垄断从而便于管控的市场，但是低端市场的存在使得广大食品小作坊存在着无限的市场空间。尽管"抓大放小"的政策指向为中小企业的发展提供的空间相当有限，但当前的经济发展水平和消费水平使得这些小作坊能够在制度边缘存在。

中国是否在从传统的全能主义的指令型政府向一个建立在法制、专业和独立基础上的监管型政府迈进？本章的研究表明，随着众多小作坊的生产和发展，食品市场上显然不再是只由一两个大型国有企业所主导的市场模式。这样一种市场的发展，不能照搬美国的"法制、专业和独立"的监管模型，那是用来对抗大型企业的。因此，笔者认为，中国是在向监管国家发展，但其监管模式并非美国式独立监管者模式，事实表明，这种模式在中国的运用是不成功的（Pearson，2003）。尤其是在对大企业的监管方面，监管机构并未能与之形成制衡，往往将之视为经济命脉甚至与之形成利益共同体，如国有企业规模大、垄断程度高，本来应该有相应的反垄断机制予以制衡，但反垄断机制不仅不存在，而且政府的规章也事实上强化了国有企业的垄断地位（吴木銮，2008）。

但是，并不能因此而否认中国在向监管国家迈进。笔者认为，如果我们转换视角，看到中国式市场中的新兴主体以及政府对这些主体采用的监管手段，就可以发现确实有一种新的监管模式在发展成形中，它不同于以往计划经济时代政府对市场的全面控制，也不同于美国独立监管者模式下与大企业的对抗。由于依照传统管理方法对小作坊进行监管的行政成本过高，地方监管机构在面对这些小作坊时不得不一再作出让步，从而发展出具备中国特色的监管模式，而体现出一种新型监管国家的雏形。正如广东省对食品小作坊的监管探索所体现的那样，监管的重心已经从对无证照企业的围堵和处罚转向降低这些小企业的服从成本：从"堵"转向"疏"，并创造性地发展出多种扶持小作坊的监管手段，如区域限售、代农加工等。因为地方政府和地方监管机构是推动新型的政府和市场关系重构的主力，在中国出现的这种新型监管国家的典型特点是强调地方而非中央的作用。

因为在总体的监管思路上仍以"抓大放小"为主导，政府并未能正视中国的市场特色而去发展相应的监管模式，仍然希望沿袭对大型企业的监管方式，如仍然将"发证"视为解决食品安全问题的主流之道，即使是采取"疏导"的管理模式，与发证的监管思路仍是如出一辙，即在"有限准入"的理念下进行，由政府来选择可以进入市场的主体，只是这时进入的标准要低于"领证"的标准，因为这种情况下的市场是农村的低端市场。尽管本章只是以质监部门为主进行了介绍，但是同样的思路也存在于其他的食品监管部门。比如，工商部门目前推行的进销货台账制，就是典型地适用于大企业的管理手段。对广大中小企业而言，填写台账费时费力，增加人工经营成本，同时可能暴露其实际经营业绩，经营者担心导致需纳税额的增长，从而不愿意如实填写。强行推行这一制度，结果就会遭遇"应付式"服从，台账完全用来对付工商部门，并不能起到实际效果，而且还引起被监管对象的敌对情绪。在面临大量中小型企业的情况下，这种以对待大企业的方式去管理小企业的办法，必然会令监管机构产生望洋兴叹的无力感。

第五章　中国食品安全的监管困局

尽管近年来食品安全已经被列入地方政府危机管理的重要事项之中，但是食品安全的保障更加倚赖的是常态的管理模式，而非出了问题之后的追责与惩罚。在食品安全领域，这种常态的、最基本的监管模式是什么呢？本章在梳理几大主要监管部门在食品安全领域的主要监管职能的基础上分析食品安全领域的主要监管思路，通过揭示基本的监管模式和理念，我国食品安全的监管困局也就昭然若揭。

一、"有限准入"的监管理念下的设租之争

"你经营，我收费；你违法，我查处"，这句话一定程度上反映了政府部门与市场主体之间的关系。从几大主要食品监管部门的监管职责可以看到（见本书附录），它们在监管思路上基本相似：发证、监测、检查、执法，区别只在于监管职能的行使范围。总体而言，通过发证进行的准入控制是我国对食品安全的主要监管手段，监测、检查和处罚则往往是为发证服务：巡查和抽检主要针对没发证的厂商或外地厂商，因为外地厂商的证不是本监管机构审批，巡查和抽检出了问题不由自己承担责任。执法也一直被主要用于对无证生产经营企业的惩处，而且监管部门一直倾向于将食品安全事件归因于无证生产经营活动。由是观之，发证一直被监管部门看作是主要的监管模式，后来一再对发证部门进行清理、对发证程序进行规范、明确谁发证谁负责、甚至在生产加工领域对

小作坊采用区域限售、签订承诺书甚至代农加工模式,都是在尝试对发证式监管模式进行修补。为什么要采用这样一种监管方式呢?

所谓发证,是指为了避免发生不符合社会利益的行为,对所有从事某项活动的人的行为的潜在质量进行评估,以确定其是否达到要求的标准。我国政府一直将发放许可证看作是解决食品安全问题的主流之道,1995年《食品卫生法》规定,在中华人民共和国境内的食品生产经营单位必须取得食品卫生许可证后方可经营。2001年建立食品安全市场准入制度,食品安全准入防线由《食品卫生许可》、《食品生产许可》和《营业执照》三道组成。2009年三鹿事件后,《食品安全法》将食品安全准入防线定为《食品生产许可证》、《食品流通许可证》、《餐饮服务许可证》和《营业执照》。

发证至少有以下几个方面的作用:首先,从市场失灵的角度来看,发证是解决市场失灵的一种方法,通过发证向消费者披露厂商已经具备了生产合格产品的资质和能力这样一种信息,从而在某种程度上缓解食品市场上的"信息不对称"问题。其次,发证也能解决置信承诺问题,为吸引投资,政府需要让投资者相信政治家的承诺不会因政治家的更替而失效。因为投资者的先期投入需要相当长一段时间才能有收益,因此,厂商和政治家之间的交易并非即时的,厂商的收益具有一定的滞后性,这种"时间不一致"(Moe,1990)给厂商带来一定的风险,因此政治家通过发放许可证的方式来保证即使是政治家不在位,厂商的利益仍然能够得到保证。对于一些关乎人民健康和生命安全、需要相当的先期投入成本才能保证产品质量的特殊产业,通过发放许可证的方式,可以给投资者信心,相信大规模的先期投资从长远来看是值得的,市场收益是可以预期的,从而愿意进行这种先期投资。

当然,在实际操作中,发证起到的作用不仅仅只是信息披露,而是直接将不具有资格的厂商排除在合法的市场交易之外,因此,发证也可以被理解为政府为消费者设立的一道安全保障。从政府的角度来看,通过设立准入机制来控制市场参与者的数量和质量,符合中国历来追求"有序竞争"的主观偏好(Pearson,2005)。因此,发证事实上构成政府配置资源的一种方式,由政府来确定哪些主体有资格进入市场和确定市场中参与者的数量,整个市场似乎就是非常有序地在政府的操控中运转。

然而,有限准入的发证式监管的局限性也是非常明显的。通过发证授予市场交易权,而没有证件的则禁止交易,这典型体现为"有限准入"社会的特点:通过限制经济上的进入获得经济租金,用以在精英阶层中订立可信承诺,从而稳定现有政权并提供社会秩序。这种准入实质上是授予精英的一种特权,以交换其对现政权的忠诚(诺思、沃里斯、温加斯特,2007)。创设租金以确保稳定性的需要促使政府倾向于维护市场强权并限制竞争,这阻碍了市场价格配置资源的作用。发证往往沦为部门寻租设租、进行权钱交易的手段:进入市场才能获得利润,而发证者手中则掌握着进入市场的钥匙。

这导致监管者往往过高地设置准入标准。一般而言,条件越苛刻,对企业的成本要求就越高,成本的增加将减少服务提供者的数量,提高价格水平,而供应者也就能赚取更高利润。因此,通过许可证的方式进行的市场准入控制往往倾向于制定相当严格的准入标准,从而保护现势企业,减少企业面临的市场竞争(奥格斯,2008:222)。从政府的角度来看,可通过制定严格的准入条件来推卸责任,特别是当制订准入条件的一级政府不需要负责实际的执行时,通过这种方式,可以使自己保持清白、廉价地和问心无愧地把责任推卸给基层政府和人们对危险在文化上的无知(贝克,2003:47)。如我国目前的食品质量安全准入制度审查从企业质量管理职责、生产资源提供、技术文件管理、采购质量控制、过程质量管理、产品质量检验六个方面,对企业准入提出系统性要求。许多条件都是吸收和参考了国际通行的食品企业质量控制体系要求,如 HACCAP 体系①、ISO9000 体系②、GMP 体系等③,但这些体系要求主要

---

① HACCP 是危害分析关键控制点(英文 Hazard Analysis Critical Control Point)的简称。它作为一种科学的、系统的方法,应用在从初级生产至最终消费过程中,通过对特定危害及其控制措施进行确定和评价,从而确保食品的安全。HACCP 在国际上被认为是控制由食品引起疾病的最经济的方法,并就此获得 FAO/WHO 食品法典委员会(CAC)的认同。

② ISO9000 国际标准是帮助各种类型和规模的组织实施并运行有效的质量管理体系以增强其顾客满意和改进其业绩而制定的通用的质量管理体系标准。

③ GMP 是良好操作规范(Good Manufacturing Practice)的简称,是一种安全和质量保证体系。其宗旨在于确保在产品制造、包装和贮藏等过程中的相关人员、建筑、设施和设备均能符合良好的生产条件,防止产品在不卫生的条件下或在可能引起污染的环境中操作,以保证产品安全和质量稳定。

应用于有一定规模、现代化程度较高的企业，而且在许多国家 HACCAP、ISO9000、GMP 主要是以政府鼓励、企业自愿的方式进行。对地区发展极不平衡、处于发展中国家的中国来讲，许多作坊式、家庭式的食品加工企业无法达到准入要求。这部分数量巨大的食品小作坊由于经营者自身条件所限，短期内是不可能通过加大投入、改进生产条件来获得准入的。从流通和消费环节来看，饮食服务的前置审批有消防、环保、卫生等三项，缺乏其中任何一项都会产生无照经营，而满足所有条件必将提高饮食店的投资成本和经营成本，从而提高消费水平。据 2003 年的数据，中国境内的 106000 家食品企业中，只有 17900 家是有照经营的。① 然而，大多数的无照经营店的服务是面向低人收者，同时这些无照经营小饮食店的开办者同时也是低收入者，往往依靠微小的经营面积、简陋的经营工具换取菲薄的收入。过高的投资成本和经营成本恰恰是他们不能承受的。五星级酒店和街边小摊怎么能用同样的标准要求呢？

　　在发证式监管模式之下，部门之间的争夺和推诿成为常态，这直接造成监管权力的动荡更迭频繁，也构成我国食品安全监管的一大特色。新中国成立以来，卫生部门一直是食品的主要监管部门，食品生产经营行业需要得到卫生部门发放的许可证。笔者在调研中发现，卫生监督所从食品卫生的发证、从业人员健康体检工作中获取的收入构成卫生监督日常运作的主要支柱。② 因为食品往往要通过市场流通，所以主管市场的工商部门也牵涉到食品监管中来，在市场中经营食品的商家需要有《营业执照》才能具有合法的身份。质监部门则主张，食品也是一种产品，而且卫生的食品不一定安全，对食品的监管需要上升到安全的高度来，于是仅有卫生许可不足以保证食品安全，还需要加上食品生产许可。③ 多重许可关口原本为食品安全增添了多重保障，但是互补式监管结构在实际的运作中出现很多问题，比如因为诸多关卡的存在使得监管部门往往

---

① 参见 Jim Yardley. 2004. "Infants in Chinese City Starve on Protein-Short Formula." *New York Times*. May 5。
② 参见《G 省卫生监督体系建设与发展研究报告》，2009 年内部资料。
③ 当然，这种争夺不仅限于部门之间，还有不同级别政府之间的争夺，如郑州就曾出现因馒头许可证的归属引发市、区级馒头办大打出手，参见《郑州市区两级"馒头办"上演"馒头大战"》，http://view.news.qq.com/zt/2008/tianjiatou/index.htm（下载时间：2001 年 3 月 13 日）

产生懈怠心理，加上监管资源在众多部门的分散令单个监管部门往往缺乏足够资源进行检测，这往往使得有些关卡形同虚设。如三鹿奶粉事件中，三聚氰胺的添加主要出现在生产加工环节，质监局未能发现问题；奶粉在市场中流通时，承担着流通环节食品安全质量监管职责的工商部门，也未能通过检测发现问题奶粉，最后是在消费环节，以千万婴幼儿的生命健康为代价才得以发现。

从食品的生产到流通、消费，各个环节并不是一个顺序不可逆的关系，往往有交叉、甚至反复。理论上各个环节可以分得很清楚，但具体到实践中，食品安全监管各环节之间的职责很难彻底划分清楚。正如郎和希斯曼（Lang and Heasman，2004）所指出的："食品服务的重要性日益增强，并吸引了越来越多的消费者支出。这一增长将会模糊制造商、零售商和饮食服务商之间的商业边界。"但职责不清为监管机构之间的争夺利益和推诿责任埋下隐患。

二、运动式地围堵"无证"催生机会主义文化

过高的进入标准人为地把大量的零散小企业从市场中排除出去，为后来的监管执行带来相当大的隐患。严格的要求可能导致监管不足，正如奥格斯（2008：120）对监管的研究表明的，对工作场所和环境中有毒物质的严苛控制造成了极度软弱无力的监管，其原因在于政府机构认识到，一旦采取监管行动，它们就不得不顺理成章地监管到一个不合理的地步，以至于威胁到整个产业的生存。"一个专项整治就搞垮一个行业"，是业内对食品监管机构的调侃。严苛要求的结果往往是软弱无力的执行。

这种软弱无力的执行对于"有限准入"的理念又形成一种嘲弄。发证式监管将能否进入市场生产经营看作是监管者的恩赐，如果没有得到监管者的恩赐也能在市场上赢利，这无疑是对监管者权威的极大挑战，因此，监管者耗费大量精力用于围堵无证生产经营活动就是情理之中的事情了。监管者的关注点更多的是它们没有得到官方的许可这一事实，而不是这些无证生产经营者的食品是否有安全隐患。

(G省JM市)港澳码头一共有十二间饮食店,这十二间饮食店条件、规模、模式基本相似,但其中只有四间领取了营业执照,另外八间是无照经营,这八间则曾屡次因无照被查处又屡次重新无照开业。为何同一个地段、相同规模、相似条件,其他四间能办理营业执照,而这八间却无法办理呢?原因很简单,这八间没有获得规划部门的前置审批。①

在(JH区)礼东有十来家饮食餐馆,本来都依法领取了营业执照。但省里在2006年对饮食行业年检出台了新的规定,要求超过100平方米的餐馆在年审时要加盖消防意见。礼东这十余家餐馆都超过了100平方米,按规定年审时就必须加盖消防意见。但区里的消防部门却只为规定出台后的新办企业加盖意见,对规定出台前的企业不予受理,对这部分企业如何操作未作出明确规定,最终导致这批饮食餐馆无法办理年审手续,从而沦为无照经营户。②

前述两个案例清楚地表明,这些经营者之所以被监管者关注,是因为其无证,而非食品安全。正如监管部门使用的"查无"这一缩略语所表明的,监管重心在于是否有证,关注的是对没有发证的企业的围堵,至于无证的企业是否能够生产和销售合格食品,并不是监管者关注的重心。监管部门的逻辑也很清楚:获得许可而进入市场的一般都是有一定规模的企业,不会拿自己的声誉去冒险,所以可以依靠这些企业的自律,而那些没有获得许可的,在造假和欺诈消费者上则无所忌惮,因此应当是监管的重心所在,从而出现在监管中"只打苍蝇,不打老虎"的现象。

然而,"查无"并非如此简单。过高的进入标准人为地把大量的零散小企业从市场中排除出去,尽管这些零散的小企业可能没有能力建实验室检测食品质量,但是依靠传统的声誉和道德自律机制,这些企业并不一定就生产不合格食品,在存在低端市场需求的情况下,它们也能够在体制的边缘生存。这种情况下,"违法者"与"受害者"似乎形成了利益

---

① 访谈记录:GDJMGS20090322。
② 访谈记录:GDJMGS20090324。

共同体，"受害者"不认为自己利益受损，没有动机去揭露"违法者"，这样，发现"违法者"就主要依赖监管者的正式权威。更极端的情况是，执法者在查处取缔无照经营时，不仅得不到围观老百姓的肯定、支持和拥护，反而引起老百姓的对抗情绪，他们甚至站在执法者的对立面，对无证经营者表示支持。

另一方面，许可证的发放牵涉到若干个部门，而很多厂商的无证生产经营可能表现为有这个证而没有那个证，监管部门对于有自己的证而没有其他部门的证的厂商往往睁一只眼闭一只眼，加上无证生产经营户所以无证的原因往往十分复杂，如既有不清楚要持照的，也有因办理许可证的附加费用过高而难以支付的，还有因办理前置审批许可太难、需要的时间太长的，也有因地方法规的遗留问题等，这使得围堵行为必须依赖能打破部门樊篱、迅速调动和集中资源的专项整治，也因为查处无照经营面临一定的政治风险，可能引起处罚对象的暴力抗法甚至是群众的对抗，执法部门也倾向于通过联合其他部门的专项整治来分散这种风险，但这样的专项整治必然因为其短暂性而给厂商形成投机心理，整治过后，问题往往又死灰复燃，风头一过，无证厂商照常生产经营。

由于监管部门耗费大量的精力于围堵无证生产经营活动，使得其精力被牵扯和分散，审批之后往往无暇进行日常监管。对厂商而言，取得了监管部门的许可，就万事大吉，一些不法厂商为了骗取许可而集中资源突击达标，甚至是伪造相关文件，结果是取得了许可的厂商并不一定能生产安全的食品。这样，发证对进入市场者的监督、过滤作用在审批完成时事实上就终止了，发证制度对商家行为的阻挡作用完全依赖进入市场者自觉地不去翻越。获得了证件的商家不一定会守法生产经营，而没有获证的通过钻体制的漏洞也能在市场中经营，由此造成机会主义的社会文化。监管部门也因此非常头疼，一再强调，安全的食品是生产出来的，而不是管出来的。甚至将责任重新推回给消费者，提出有什么样的消费者，就会有什么样的厂商，因此消费者要增强食品安全意识，如不要去购买"看相好"的食品。

有人用有效监管下的这种结果状态来倒推，认为中国食品市场之所以难以监管，原因在于诚信的缺失，甚至归因于中国人的劣根性。

发达国家很多制度都很好，像 GMP 制度就很好，但为什么来到我们国家就出这么多事？国情不一样，诚信不一样。我们很多国人的"智慧"都用来想怎样钻空子，人家想着要怎样守规矩。我们很难把别人的制度移植到这里。GMP 制度就是发了证之后就不管了，不抽查他的药品了，他自己检，检完之后就卖给医院，医院就使用。他完全不去企业抽检，企业送检，也不到医院去抽检。国际上除了个别国家，没有像我国这样由政府部门对食品进行抽样的。①

唯利是图，是商家的本性。是否形成守规的习惯，要看是否有一个良好的外部环境。这个环境来自监管的水平，来自大家对规范的认可。当全行业都在钻空子，而钻空子被发现的几率和被处罚的几率较低的情况下，诚信的商人会很快被市场所淘汰。我们更愿意相信，有什么样的监管水平，就会有什么样的厂商。

三、过度依赖正式处罚引起"管不胜管、防不胜防"

前文已述及，理论上发证可以起到将不合资质的厂商阻挡在市场之外的作用，但是它同时也起到限制市场竞争的作用，因此，能够巩固已经在市场中的厂商的垄断利润，从而受到他们的欢迎。但是，发证式监管是一项成本巨大的监管方法，因为对市场主体的资格逐一进行审查，这是非常耗费时间和精力的事情，所以我国各监管部门对申证厂商的审查往往只是书面审查，而鲜有现场检查，即使有现场检查，也只可能是一时的，而不可能是动态的、长期的，这又为厂商造假提供了可乘之机。加上行政资源的局限性，监管者无法对生产经营者的每个行为进行监管，只能是对生产经营者某个时间点上的某几类行为，或者对食品中某几个类别进行检查；就某个食品安全监管片区或网格而言，由于只有1—2名特定的巡查监管人员，监管者在特定时间段上对某个食品经营者的检查，就意味着对其他食品经营者的不检查，而经营者就有大量违规的机会。

---

① 访谈记录：GDZJ20070516。

在监管标准的设立往往过于脱离中国实际的情况下，监管者只能通过官方行为来发现违法者。因为监管机构的执法者的数量和精力有限，不可能面面俱到，受到处罚的厂商就会产生严重的"不公平"心态，认为只处罚自己而不处罚其他从事同样行为的厂商是执法不公，只处理此时行为而不处理彼时行为是自己运气不好，因此不是从提高食品安全质量的角度去思量改进，而是将精力投入到"疏通关节"上甚至是暴力对抗，这样，处罚并不能给厂商提供足够的威慑，反而进一步激发他们的机会主义行为。

目前，（G省JH区）兰州拉面中有相当多属于无照经营。对这些涉及藏民、疆民的无照经营户，为避免引发民族矛盾，监管人员往往采取忍让态度。如在某次整治全区无照经营拉面摊档时，执法人员走进一兰州拉面馆，要求其提供营业执照进行查验，摊档的负责人及工作人员故作听不懂汉语的样子，一边打手势一边叽里咕噜地说着回语，就是不配合执法人员检查。同时，一顾客来到，他们却立即笑脸相迎，变成既能听懂汉语还能讲汉语了。当执法人员准备立案查处时，他们立即就打电话召集附件的老乡聚集，不到十分钟，在店门口就聚集了三十余个回族人，又喊又叫，挥拳示威，引来许多围观群众旁观，为避免事态扩大化，执法人员只能暂时撤回。基层执法人员的忍让态度引起其他违法经营者的不满，认为执法不公，更加剧了他们对监管机构的对抗情绪。[①]

更有甚者，处罚成为部门创收的来源。为了保证这一收入源源不绝，处罚的目的不是为了纠正不法行为，甚至有意姑息不法行为，"放水养鱼"，交了罚款就了事，以罚款来为不合格食品放行。一些基层监管机构已经将办案处罚业绩作为年度考核的一个主要内容，执法者不是积极指导警示食品经营者不违法，确保流通环节的安全，而是等着食品经营者违了法再去处罚，以收获业绩。而企业要想在市场中生存，必须与所有

---

① 访谈记录，GDJHGS20090402。

相关监管部门打点好关系,每个监管部门都掌握有将企业驱逐出市场的武器,这也是它们所拥有的另一种获取租金的方法——企业要想在市场中生存下去,必须向它们支付租金。分段监管的体制更是使得企业的处境恶化,每个有执法权的部门都可以收取租金,而企业要想在市场中生存,必须与所有相关监管部门打点好关系,给企业带来极高的市场生存成本。

各食品监管机构在总结其主要监管工作时,往往都突出渲染自己的执法活动:如工商部门往往称自己共出动执法人员若干人次,取缔无照经营食品的小商店、小食杂店多少户,捣毁售假窝点多少个。卫生部门则称全年共出动卫生监督执法人员若干人次,立案查处各类违法案件多少宗,取缔违法无证照餐饮档多少间,罚款多少。质监部门则称出动执法人员多少人次,查获假食品多少,没收假食品多少等。以惩治违法行为为主要内容的监管往往忽略了食品安全和健康这一根本目标。从现行的食品安全法律法规来看,对日常食品安全监管的要求只是体现对各监管机构的权力甚至是执法范围进行划分,对于怎么管、如何管、用什么样的频次管,却没有明确要求,这使得日常监管处于一种随心所欲的状态。

> 一年去一次也是管、十年去一次也是管,只要不发生事故,怎么管都没问题。①

"以罚代管"成为监管习惯,监管者往往以执法者、处罚者的身份出现,被戏称为"灭火运动员"。

> 一旦发生事故,各部门为求免责争相对相关单位进行处罚,仿佛罚得越厉害就是平时管得越好越严。②

---

① 访谈记录:GZKFQWSJDS20100311。
② 访谈记录:GZKFQWSJDS20100311。

以执法身份出现的监管者给消费者传递的是这样一种信息：越多"大盖帽"出现的地方，一定是出问题多的地方，因此，消费者对之就愈失去信心。这进一步加剧商家对监管者的对抗心理：监管并没有给他们带来好处，反而严重影响其生产经营。这使得厂商并不认为监管标准是应当得到尊重的，甚至并不认为它是合理的和正义的，在这种情况下，服从完全依赖正式惩罚机制来产生，破坏和抵制的行为就会广为蔓延。

四、无限责任的深渊带来监管人员不能承受之重

政府应该负多大程度的责任？是履行了监管职责就算尽到了责任？还是要确保不出食品安全事故？在发证式监管的思路下，由于政府没有能力完全消除无证生产经营活动，致使政府将大量精力投入到对无证生产经营活动的围堵，这带来一种责任困境：即政府将获证和未获证的厂商生产或销售食品的安全风险全部承担起来，从而将政府推向无限责任的危险深渊：

> 发了证的，出了问题我要兜——谁发证谁负责。没有发证的，出了问题还是要找我——没有许可怎么可以在市场上经营？①

在无限责任的压力下，卫生标准方面往往按最严格的要求来设定，严格的标准设定能够使标准制定者免责，但却没有考虑到实际执行的成本。这带来的问题是，即使检测标准能够全面反映所有可能的危害水平，检验中也涉及取舍问题。在资源和各种条件紧缺、检验需求巨大的情况下，监管人员往往依经验水平来选择需要检测的指标。但有些监管人员经验水平有限，造成检验过程中出问题的环节可能检验不到、不该检验的被反反复复检验的情况，无法抓住重点，形成资源的极大浪费。对于监管者而言，由于卫生标准是国家强制性的，不去检验全部项目的话，个人就要承担很大的责任。一旦出了事故之后就一棒子打死，终究要问

---

① 访谈记录：GDGS20100516。

责，终究是渎职，之前做了多少也是白费。这造成监管者在监管过程中显得有无力感，觉得责任无法履行，远超出政府能够负担的程度。如负责市场监管和巡查的工商执法人员就这样告诉笔者："有 100 家都查了，但 101 家出事了，前面的就白干了。"①

理想的监管体制应该能够保证政府尽到了监管职责就能减少甚至避免大型食品安全事故的出现。但是，在现有的监管体制之下，这一方面需要人们对食品安全问题有理性的认识，任何形式的质量安全监管只能提供有限的担保，而无法做到百分百的食品安全保障。如前所述，产品通过检验只代表着"合乎常理的保障"（reasonable assurance），并不意味着该产品没有任何缺陷。这就要求政府在食品安全标准方面尽快跟上社会经济发展程度，确保有限的资源用在刀刃上，以给消费者提供"合乎常理"的保障；另一方面，除了准入控制外，政府还需要考虑其他的监管方式，使食品安全的日常监管能够对商家形成有效的威慑。否则，监管方面的漏洞并不足以威慑商家，对监管者进行严苛的追责就会产生负面效应，给监管人员造成极大的精神压力。

> 政府做什么事、不做什么事，应该有一个规定，（这个规定应该是）政府能实现的。你不可能 24 小时跟踪企业。这个跟警察一样，一条街道，两个巡警，规定每两个小时巡一次，做好记录。在这种情况下，也不可能不出事故，但是警察已经尽责了，已经尽自己的能力、按照规定去做。每天加班加点工作，出了事故还得引咎辞职。如果对监管人员日常食品安全监管未发现问题、但最终发生食品安全事故的情况进行问责，就如同对纪检监察人员未发现贪官、刑侦人员未发现杀人犯要进行问责一样，在逻辑上是说不通的。但是从我们现在如此高的政治责任、道德要求来说，就不可避免要负责。②

正是因为日常监管无法实现对食品安全的保障，监管者往往倾向于

---

① 访谈记录：GDGS20100516。
② 访谈记录：GDZJ20070312。

事后修补，强调事故后的处理和应对，"宁可错杀一万，不可漏过一人"，合法的经营者也受到牵连，结果形成这样一种奇怪的现象："问题发生之前，是'政府最小化'状态，政府对市场上发生的破坏游戏规则行为听之任之，无所作为；问题发生之后，是'政府'最大化状态，几乎耗费所有的资源去应对某一问题，整个市场规则为之停摆。"（库兹涅茨，1989：302）

在这样的背景之下，地方政府负总责被提出来，理由是食品安全涉及多个部门，要管好，一定要靠各部门协调配合、齐心协力。而能够起到强有力协调作用的，只有各级政府。再加上全国各地情况不一，区域经济发展程度差距比较大，对一些食品安全政策的制定和执行，不能搞一刀切，应当将自主权留给地方。《食品安全法》规定地方政府负总责，实际上是一种剩余监管权（residual regulation），也就是说，当某一环节出现监管真空或权力争夺时，地方政府要统一担负起责任来。然而地方政府负总责往往无法摆脱地方保护主义的问题。比起经济发展，食品安全属于"讲起来重要，干起来次要，忙起来不要"的事务。地方政府基于地方经济利益、就业等考虑，往往对监管部门施加压力：

> 发现企业条件不够时，地方政府就会找你：我们这个穷地方搞一个企业不容易，也不是很差，在我们这里算好的啦，你们能不能帮它一把，有什么不对的让它整改整改就可以了。①

这造成监管部门对于本地的食品监管往往不太严格，主要精力只放在对外地食品的监管上。甚至有人尖锐地指出，在财政分权背景下，地方政府保护是造成大规模食品生产企业生产不安全食品的关键原因（杨合岭、王彩霞，2010）。为保护地方"经济命脉"，对于制造、销售"问题奶粉"的企业负责人采取姑息的政策和"睁一只眼闭一只眼"的暧昧态度。上头压力大风声紧时，就象征性地多管管；等到风声一过，就放松了查处标准。

由于财力的悬殊，地方政府负总责的能力也是不尽相同的。《食品安

---

① 访谈记录：QKGS20070611。

全法》规定抽检不收费的用意是好的,是为了防止监管部门借抽检乱收费给企业带来沉重的负担。对于经济比较发达的地区而言,当地政府有财力保证抽检费用。但是对于经济欠发达、比较贫困落后的地区来讲,当地政府可能没有财力支付抽检费或者更倾向于将资金分配到其他更急需的用途上。而中央的监管机构只在工作上有指导义务,无法在行政经费上做到统筹安排和平衡余缺,因此所制定的监管政策在地方并不一定能够有效地贯彻。比如2010年的大多数毒奶粉基本上都是在发达地区被抽检发现的,其来源产出地又大多位于欠发达的贫困地区。为什么渭南毒奶粉最终被截获?靠的是异地监督,而不是当地政府。从这个角度看,多部门分段监管能带来多重屏障的优点被凸显出来。违法的食品企业可能买通其中一个监管部门,或由于某个监管部门的工作疏漏侥幸跨过一个门槛,但是不能保证其也能顺利通过其他关卡,即使在一个地方能逃过当地所有监管部门的检查,很难保证其在另一个地方也能通过所有检查。若想毫无风险地跨过重重门槛只有两种可能:一是假设所有监管部门都可能被俘获,这时企业只能分别向各部门甚至各地区行贿,其付出的腐败成本将非常高;第二种可能则是不法食品企业的生产地、中转地到流通地的所有监管部门全部失效或疏漏。这样看来,不同的监管部门实际上形成了不同的屏障,加强了对食品企业违法行为的制约。

五、讨论:中国式监管国家的特点

发证之所以一直为我国的监管部门所偏爱,与政府一直以来希望控制市场的理念密不可分。无论是出于控制国家经济命脉,还是提升国家竞争力的考虑,政府都希望扶持大型国有企业,使之做大做强。而众多中小企业的存在,一直被看作是导致无序竞争、市场混乱和失控的根源。在食品领域,监管者更是以食品关系到人民的生命健康为由而为准入控制进行辩护。笔者并非要完全抹杀通过发证进行的"准入控制"对食品安全起到的屏障作用,而是质疑监管机构运用这种监管手段的动机。① 发证本来是为进入市场设置一定的门槛,但是由于发证部门太多,再加上发证标准人为设定得太高,而没有考虑到中国广大中小食品生产经营户存在的基本国情,使得监管机构没有能力阻止未获得许可的厂商的生产经营活动,这种情况下,发证事实上很难起到对市场准入的控制作用。研究表明,通过发证进行的控制,仅仅只能限于最低程度的质量标准,即使是这样,它还同时起到限制竞争的作用,因此,它的运用应当是相当谨慎。正如奥格斯所言,许可的申请条件只应包含仅仅是最低程度的和统一的标准,并且伴以严厉的惩罚。因为对所有申请人逐一审查的行政成本非常高,还要加上许可授予前的任何延误所带来的机会成本损失。因此,基于公益理由,事先审查的益处必须足够大,能够证明付出大量成本是值得的,只有在这种情况下,通过发证进行的准入控制才是合理的。(奥格斯,2008:217)

　　随着食品安全事件日益得到公众和上级政府的关注,监管者已经认识到食品安全是一块烫手的山芋。在"谁发证谁负责"的情况下,监管部门不再争夺发证的权利②,而是执法的权力,因为执法意味着处罚,处罚意味着收入。事实上,我们再反观一直以来国家厘清各监管机构职能的努力,就不难发现,通过分段实质上是在划分各监管机构的执法范围,比如,工商部门只能够对流通环节进行处罚,而不能参与到生产加工环节去。身着制服、开着执法车捣毁非法窝点,查办不法人员,吊销其证照,没收非法所得,这已经是逢年过节必不可少的一道风景。这种过度依赖正式处罚的监管结构催生无限机会主义的文化,监管往往被看作是

---

① 如猪肉安全方面,监管者过多地关注对"私屠滥宰"的取缔,倡导集中屠宰的模式,而又不能保证集中屠宰的猪肉的安全,就出现所有证章齐全的猪肉也含瘦肉精,吃病人甚至吃死人的情况,这种情况下准入控制就沦落为进入市场的放行费。

② 如广东省白酒企业生产许可证同时存在国家证和省证,质监部门根据国家行政法规发国家证,而经贸部门根据省人大出台的省白酒条例发省证。按照下位法服从上位法的原则,经贸部门的省证应当废除。2002年以来,质监部门多次向省政府和人大反映,但经贸部门一直坚持发省证没有违法,直到2007年,在食品安全突发事件不断发生的情况下,经贸部门主动提出要取消省证,将白酒生产许可的管辖权移交质监部门。再如,自2009年起,食品经营户不再需要有卫生部门的"食品卫生许可"。

障碍，是寻求市场优势的过程中必须要逾越的（Doreen and Whelan，1991）。得到遵守的，不是监管的精神，而是严苛的惩罚所带来的表面、形式上的遵从，厂商从根本上是抵制监管机构的控制的。这导致一种恶性循环：监管非常依赖正式的控制力量，而被监管者则和监管者玩起猫捉老鼠的游戏，只要监管一有疏漏，被监管者就肆意妄为。

中国的食品监管部门经常抱怨法律对不法企业的惩罚力度不够，不能对不法分子形成足够的威慑，所以造成监管部门疲于奔命，使得食品安全对监管部门而言成为"不可能完成的任务"，因此一直呼吁要加大对违法企业的处罚力度，"罚到它倾家荡产，就不敢再进行违法行为了"。研究发现，愈是依赖正式控制力量如公安、监禁等，愈会削弱非正规控制，结果可能会导致更多的背叛行为（Dina and Todd，1998）。政府的监管更应是一种无形的威慑，而不是体现在年复一年日复一日的惩罚上。依赖处罚来维持的秩序必然不会长久，正如经验研究所发现的，在世界各国，监管者都很少使用正式的执行权力，而是更多诉诸教育、建议和劝说来确保服从（Grabosky and Braithwaite，1986）。完全依赖正式控制力量的监管，在面临众多零散的食品生产经营者时，必然发出"管不胜管、防不胜防"的感叹。正如著名法理学家博登海默（2004：364）所言，强制性的制裁只能作为次要的和辅助性的保障，它只能用来针对少数不合作的人。如果人们不得不着重依赖政府强力作为实施法律命令的手段，那么这只能表明该法律制度机能的失效而不是对其有效性和实效的肯定（博登海默，2004：366）。图5-1说明了这种监管的逻辑。

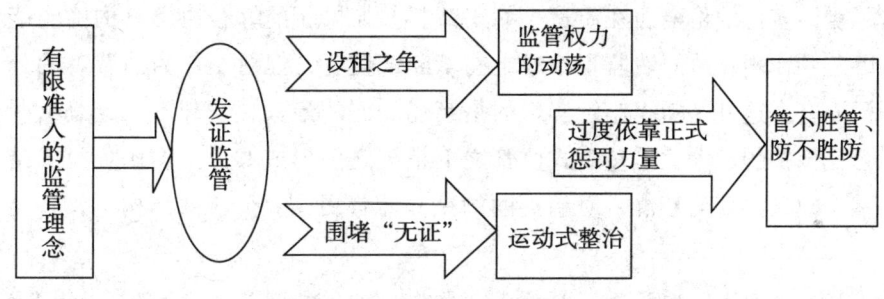

图5-1 中国式监管国家的困局

资料来源：作者自制。

我国目前的监管改革将重心放在对监管机构的调整、撤并上，这种改革事实上是在对租金的设立方式进行调整。之前每个部门，包括行业主管、卫生、工商、经贸委、城管等都能够设立准入门槛，生产经营者不知道到底需要经过多少个关卡，任何一个部门都可以拿出理由和依据来对生产经营者的资格进行否定。食品卫生法的通过事实上是想将有权设立门槛的部门明确化，通过严格限定有资格设立关卡的机构，减少了生产经营者的成本。2004年国务院关于分段管理的精神也是为了进一步明确这一领域内有权设立准入门槛的机构。从这个意义上讲，通过将设置关卡的权限由开放转向有限，这是一大进步。然而这样一种分段式关卡给投资者带来的成本仍然过高，为获取租金的最大化，设立关卡的精英之间需要达成共谋，否则就会出现恶性竞争，最终损害包括投资者和精英在内的所有人的利益（Shleifer, 2005）。事实上，那种认为食品安全应当交由一个部门来管，多头管理导致争夺权利和推诿责任，因此只有交由一个部门来管才能实现权责一致，才是解决食品安全问题的根本之道的观点，是在主张从分段式"有限准入"转向垄断式"有限准入"结构。[①] 国家一直尝试组建一个综合协调性机构来打破困局，但正如国家食品药品监督管理局的实例所表明的，新成立的监管机构或者没有能力与官僚组织中的现势集团形成抗衡，带来的局面是即使成立了新的监管机构，但权威非常有限，或者是新监管机构的成立只是为原本已经复杂的监管市场新增一道关卡而已，多一重关卡可能给生产经营者增多一道成本，但食品质量不见得就更有保障，它很可能进一步使得生产经营者为了赚回多付的租金而在质量上偷工减料。如果新的综合协调机构确实能够起到作用，从而使监管格局走向垄断式监管，但对于作为消费者的公民而言，这种垄断式监管实现的是市场利润的最大化，却不一定是给予公民保护的最大化。垄断式监管之下精英之间形成共谋，相比分段式结构下缺乏共谋的情况，对精英的约束和监督更少。分段式结构下，各监

---

① 受Shleifer (2005) 的启发，我们可以将准入结构分为两类：一种是垄断式，即投资者若希望获得市场准入，只需向一个精英集团交纳贿金，而精英集团之间会就贿金进行分配；一种是分段式，即投资者若希望获得市场准入，需要向多个精英交纳贿金，这些精英彼此之间是独立的，向一个精英交纳并不能够保证另一个精英的放行。

管机构有动力去彼此揭发，能够在一定程度上减少对监管机构的监督成本。因此，走向垄断式监管必须要解决的前提条件是对监管权力的监督问题。否则，对机构的调整可能就仅仅只是一种安抚公众情绪的变化，而问题可能并没有因些而有所改善。这种改革充其量只是一种修补，甚至沦为部门的权力和利益争夺的工具，最终只能陷入无数次修补的循环。

第六章　美国进步时代的食品监管改革

进步时代（19世纪末20世纪初）是美国历史上非常重要的一个阶段。正是在这一时期，美国人首次认识到工业化和城市化的进程给他们的生活带来的变化和问题，并尝试去应对这些变化和处理这些问题，美国的现代监管国家初步成型，政府和企业的关系得到根本性的调整，联邦政府和州、地方政府在监管市场上的关系也得到进一步的明确。在当代美国，进步时代的历史正重新得到重视。大众媒体注意到，当代的许多问题与这个国家在世纪之交面临的问题基本相似，学者们也极力呼吁：是时候来重新认识和理解19世纪末20世纪初所发生的变革了。"如果我们要解决今天面临的问题，研究昨天它们是如何得到处理的将是非常明智的"。在"回答今天我们'要做什么'之前，我们必须理解'以前发生了什么'"（Lynch, 1977）。

本章以食品安全监管为切入口来梳理美国进步时代是如何整合各种利益从而达成改革的共识的。选取食品安全监管的原因在于，美国在进步时代同时通过了两部关于食品监管的法律，《肉品检查法》和《纯粹食品药品法》，这被看作是一项巨大的成功，特别是后者。"在进步时代通过的全部法律中，没有哪一项法律比1906年的食品药品法更成功"（Gaughan, 2004）。

一、改革的起因

19世纪末改革前的美国社会，推崇地方自治、自由市场，相信小的政府即是好的政府，高度依赖法院诉讼解决纠纷。小镇生活是美国人的基本生活方式，政府维持社会秩序，以最低的成本提供一些公共服务，不以任何方式去干预自由竞争的法则。在需要干预的时候，也是地方，最多是州政府，而非联邦政府出面。"联邦政府的官员从没有想过美国人吃的食品的质量是否可能属于联邦政府的责任和权限"（Young, 1989: 3）。重大商业争议如工业事故、反竞争纠纷、食品和药品安全等都是通过法院来解决的（Glaeser and Shleifer, 2003）。对自由放任理论的信奉使得美国人相信法院而非监管机构是处理社会有害行为的最佳方式。依循"不告不理"、"一事一议"原则的法院诉讼制度与自由放任和小政府的理念非常吻合：只有当个人认为自己的利益受到侵害时，才需要公权力的介入。正如托克维尔（Alexis Tocqueville, 2004: 72）所言："除非社会感到自己被个人的行为侵害或必须要求个人协助，否则社会无权干涉个人的行动。"因此，一个永久性的行政组织来主动、常规性地介入经济生活，这是不可想象的。

然而，这样的制度安排在美国急速工业化和城市化的过程中已经逐渐体现出其弊端。牛奶里面掺水，猪油里面加入棉籽油，罐装食品里加入防腐剂……食品造假如此严重以至于公众"想到吃就令人作呕"，公众不由发出置疑：到底能够吃什么？（Anonymous, 1906）现有的政治体系在迅猛的经济和社会发展面前已经越来越软弱无力，人们珍视的基本权利和价值观已经得不到保护。这种制度的失败主要体现在以下三个方面：

（一）自由市场的失败

科学技术的发展增加了产品的复杂性，厂家在产品中掺假以节省成本，消费者很难凭肉眼辨别。分工的进一步深化使得消费者不再自给自足，而是主要通过市场购买来满足自己的消费需求，而且不再只限于自己所在的镇或州，消费从邻里市场扩展到陌生人市场，建立在传统的熟人社会上的买方和卖方之间的信任和责任基础因此不再存在。所有这些都一再强化这一事实：普通人并不具有足够的知识和信息去判断食品的质量。

> 我们购买几乎所有的东西，但并不知道这些东西的生产过程，而且也不具有相应的知识去预先判断这些东西的质量。……相比较我们的祖辈而言，我们对于日常生活中的普通用品，处于一种近似原始人的无知状态。（Richards，1906：255）

面对这种信息不对称带来的问题，企业本身也是受害者。生产合格食品的企业如果无法向消费者传递关于自己产品的信息，市场就会瓦解（Akerlof，1970）。一些食品企业开始建立商标，通过声誉机制来减少消费者对食品质量的不确定性。如斯卫夫（Swift）、亨氏（Heinz）等都开始投资于商标，通过产品的声誉来保证产品的质量（Strasser，1989），一些连锁超市如 A&P、克罗格（Krogers）也在 19 世纪初开始出现。然而，这些建立在对产品的事后验证基础上的市场方案并不足以保证产品的质量。

> 一般情况下，消费者可以自己保护自己。如果他保持足够的警惕，就能够保护自己不受商家缺斤少两的欺诈。……然而，在食品领域就并非如此了。需要科学检查才能识别出欺诈行为，而这种科学检查是普通消费者所无法实施的。在这种情况下，需要政府的干预。（Congressional Record，1885：5040 – 5041）

因信息不对称带来的典型的市场失败为政府的积极作用提供了充分的理由。如果不能够信任厂家和商业企业的诚实，那么消费者就只能够将信任转向公权力。

（二）诉讼制度的失效

然而，公权力是否能够提供这种保护呢？19 世纪后半期的商业化和工业化带来了资源的极不平等分布，1890 年全美最富有的 1% 的家庭拥有这个国家 51% 的财产。在商业纷争中，个人和小企业与大资本家之间根本无法进行平等诉讼。许多学者的研究表明，依赖法院处理这类诉讼，事实上是偏向大企业的（Skocpol, 1992; Horwitz, 1992; Lockard & Murphy, 1992）。"这个国家的法律并不能阻止强者欺凌弱者"（Wilson, 1913: 15）。大企业对立法者、法官和陪审团行贿已经非常普遍。

这一切都表明，18 到 19 世纪农业美国盛行的通过法院来解决冲突的模式已经不再适应 19 世纪晚期的社会状况（Glaeser and Schleifer, 2003）。财富和权力的极度不平等分配已经颠覆了旧机制的运作。大型企业能够使用远远超过了他们的对手（个人或小企业）的资源来颠覆正义。因此，这一冲突解决模式已经崩溃。威尔逊质疑道：

> 司法程序是对我们必须保持的这个国家稳定状态的最终保障。但是，假定这一保障失效了；假定它不再能保障你我的利益，而只是保障一小群人的利益，任何时候你的利益与这一小群人的利益冲突时，你的利益必须让位，尽管你代表的是 90% 的民众，而他们只代表 10%。那么，你的保障在哪里？（Wilson, 1913: 240）

（三）地方政府的无力

美国人已经习惯于通过地方政治体系来运作，地方自治的理念深深嵌入到他们的思想之中。然而，经济发展的全国化趋势使得地方层面的监管体制已经显得越来越软弱无力。产品在全国范围内的流通使得地方政府的监管和制裁措施很难奏效。地方政府只能对自己辖区内的产品实施制裁，而对其他州生产的产品，以及本州生产但销往其他州的产品无能为力。只要能够"以原初完整包装"运输，外州的生产商和批发商可以绕开本州的纯粹食品监管。同时，由于地方政府的能力和预算都有限，他们并不具有足够的能力来执行食品安全监管。因此，尽管许多州都有食品法，但是只有一半的州明确了具体的执行机构，而在没有设立执行机构的州，执行非常有限甚至根本没有得到执行（Goodwin, 1999: 68-90）。

二、改革的动力

仅仅有社会问题的存在，并不一定意味着能够上升到政府的议事日程上来。"任何社会在任何时候都面临着各式各样的挑战，但政府应付挑战的资源是有限的"（王绍光，2007）。正是在这个意义上，议程设置成为权力更为重要的一面。那么，食品安全监管是如何提上联邦政府的议事日程的？要回答这个问题，首先需要了解哪些力量能够从改革中获取利益。

（一）企业

食品生产商的造假行为直接损害广大消费者的利益，威胁到他们的身体健康，也损害了他们的经济利益。然而，公共利益是非常含混的，各种改革者都打着"公共利益"的旗号，但问题是，他们真正代表的是哪些人的利益？更多公众并没有认识到他们面临的食品安全的严峻性，并不认为食品监管是在捍卫自己的利益并愿意投入成本去进行游说。而国会关于食品安全监管的争议最初主要是围绕食品造假展开，"公众往往以为商业造假是商业成功的合法手段"（Young, 1989: 160），因此，这些问题似乎与他们无关，而是一群企业之间的利益争斗。

因此，与一般的常识相悖，企业并不都是食品监管改革的受害者和反对者，恰恰相反，许多企业积极地游说政府进行监管。企业积极通过游说联邦政府进行食品监管来达到保护和强化自己在市场中的竞争地位的目的。在关注造假和误导性标识的名义之下，一些企业积极推动政府对他们的主要竞争者施加监管，从而加强自己的市场地位。在食品领域，"早期的法律涉及的都是酒、茶和咖啡的造假，而这些往往是最有商业价值的商品"（Brooks, 1906）。大量的生产商和零售商积极支持食品法的通过。一些商业代表，如亨氏任命了三个员工，包括他自己的儿子"以任何方式"帮助总统和国会通过被他认为是"迫在眉睫的食品和药品法"。首任化学局局长韦利也承认，"如果没有亨氏的帮助，我可能无法赢得这场战争"（Wood, 1985）。这非常好地印证了斯蒂格勒所谓的"监管俘获",即食品监管并不仅仅只是为了保护广大消费者的利益,它也符合企业的利益(Stigler, 1972)。具体地说,企业之所以有积极的动力支持联邦政府的食品监管,有以下几个方面的原因:

首先,新的和低廉的食品的涌现威胁了旧厂家的市场地位。化学和生产方面的新技术可以被用于以更低廉的成本生产同样功能的食品,食品行业的竞争优势遭到重新洗牌。因此,旧企业积极推动监管过程,通过准入或产品标准的方式来增加其对手的成本(Wood, 1985)。19世纪70年代,人造黄油首次进入美国市场,并因其价格低廉而迅速在工薪阶层中流行起来。同样,交通成本的下降和冷冻车的出现使得许多城市开始集中屠杀牲畜,将加工好的肉制品运送到东部市场上。牛奶生产商受到威胁,诽谤说人造黄油是"油污的赁品",积极游说联邦和州政府限制其生产。地方的黄油商和牧场主一道声称加工肉制品不安全,游说政府进行肉类监管,控制那些加工企业的发展。同样的故事还发生在威士忌制造和面包粉领域,传统的威士忌制造商试图游说政府监管他们的竞争对手:更便宜的精炼威士忌。传统面包粉生产商面临新强劲竞争对手:同样有效但更为便宜的酸性面包粉。为了保住自己的市场份额,传统生产商大肆宣传说酸性面包粉有毒,并积极游说州和联邦政府进行监管。

因为"任何人都可以在一个小工厂或实验室中生产食品或药品,沿街叫卖。初始成本很低,但是市场成功的潜在收益却相当大",这样,"正是大型的、资本充足的工业企业感受到了众多小型竞争者的威胁,并希望宣称这些竞争者的产品是假冒伪劣的或对人体健康有害的来阻止这些竞争者侵犯他们的市场地位"。"很少有证据表明这些商家在强有力的小竞争者出现之前活跃在政治舞台"(Wood, 1985)。

其次,随着生产的大幅扩张,许多企业开始扩张自己的市场边界,而随着州际贸易的增加,对联邦监管的呼声越来越高。许多州都定有自己的食品监管标准,有些标准甚至相互冲突,这极大地增加了企业的服从成本,使得它们无法充分利用大工业生产所带来的规模经济的收益。"食品生产商需要有个律师来帮助他,以确保他的产品标识符合不同州的法律规定。""一个产品在全国范围内销售的生产商必须以数十种不同的方式来包装产品以适应不同州的法律。"(Crampton, 1900)商业集团,主要是那些在州际市场上具有高度竞争性的产业集团。它们反对州的监管而支持联邦监管,因为它们认为这些监管会将其置于不利的竞争地位。一家罐装大豆的生产商,根据本州的法律要求,必须使用糖,而其在其他州的竞争对手可以使用糖精,但它们的产品从外观上看起来一模一样,"由于基于所使用材料的特性上的区别,它当然无法在市场上竞争"。"做生意讲诚信,以公平的价格制造和销售高质量的产品,这并不能保证商人获得利润。事实上,这种做法会让他们处于不利的竞争地位。"(Wood, 1985)而且,州的监管将什么时候变化以及如何变化,这是完全无法预测的,因此,对生产者的计划和项目而言,这是相当大的一个不确定性。联邦层面的监管将能够克服这些问题,使得食品厂家共享一套规则,从而能够在全国市场上基于价格、质量、区域或品牌特点来自由竞争。

再次,食品安全也直接影响到企业员工的身体健康。很多企业认为,如果员工受骗食用了有毒的食品,会影响员工的考勤和工作表现,从而影响企业的绩效。营养不良的员工无法胜任工作,其实际的工作并不符合他们所得到的薪金。如有分析表明,"每日消费4到5克硼砂会令人失去胃口,降低工作效率"(Wood, 1985)。因此,从有效利用人力资源的角度来看,企业也愿意积极推动食品安全监管。

最后,赢得消费者的信任。美国的加工食品在海外的声誉已经臭名昭著,相关的媒体报导,特别是大量地关于美国造假食品的夸张报导向欧洲传递了这样一种信息:美国的食品是有毒的和欺骗消费者的。德国、法国和其他一些国家就禁止或限制许多美国加工食品特别是肉制口的进口(Kolko, 1977: 98 – 107)。如果没有联邦政府的监管让海外消费者重拾对美国食品的信心,那么那些寻求拓展海外市场的美国企业将很难进行扩张。"联邦政府需要做更多的事情以恢复美国食品在海外的声誉"(Wood, 1985)。国内的情况也是一样。正如亨氏所言:"不道德的食品加工商使用有毒化学品,这损害了该行业所有生产者的利益,因为消费者对市场上的全部食品的质量和纯度产生了怀疑"。亨氏认为,除非重新获得公众的信任,否则他的产业不可能有太大的发展。而赢得公众信任的方式就是与联邦监管机构合作。监管将会使这个行业变得令人尊敬和值得信赖（Alberts，1973）。时任总统罗斯福和化学局局长韦利都将联邦监管看作是对自由企业的重要支持。他们相信，联邦监管将会给予消费者更多的信心和安全，这反过来会进一步促进市场的成长。

（二）联邦官僚机构

官僚机构会追求预算最大化（Niskanen，1971）和自主权的最大化（Wilson，1989）。增加监管将会给政府官员带来增加预算、人员、权力的机会。食品安全的局面越严峻，就越需要有更多的人员和资金投入到该领域中。联邦政府也可以借此扩张自己的权力。随着1867年农业部化学局的成立，财政资源增拨，雇佣的科学人员也逐渐增多。新成立的机构需要巩固自己的地位，争取公众对该机构的认同。为此，它需要做一些事情让公众认识到自己的重要性，明确和强化自己在公众中的身份，以争取资源和为政治支持提供正当的理由。韦利首先要做的事情就是让本机构的目标深入人心，因此，他多次进行公众演说，争取公众对机构目标的理解和支持，并在全国各地建立了若干区域站以进行不同气候和温度下食品造假的试验。在1887年到1893年韦利博士引导化学局对食品造假进行了全面深入的检查，出版了系列研究报告，并多次向总统及国会提出政策建议，希望能够通过法律赋予联邦政府一定的权力、人员和财政资源对危害日益严重的食品质量问题进行监督管理。通过积极地游说和进行各项试验和检查，化学局成功地树立了威信，以至于当1906年食品法律最终通过时，没有人置疑应当由化学局主管食品安全。之后该局的地位和权力也一再加强，职员从1906年的110名增加到1912年的146名，而获得的国会资金也增加了六倍（Carpenter，2001：273）。1930年化学局正式更名为食品药品管理局，成为美国唯一主管医药的机构和食品领域的主要监管者。

除了机构的扩张以外，官员本身对职业声誉的追求也是推进改革的极大动力。正如很多人所认识到的，韦利的努力给他带来了极大的声誉，1892年，他当选为美国化学协会会长，他在全国各地对食品造假的演讲使得他几乎是家喻户晓。他被看作是保护国家利益的"无私的"官员，历史学家称他为"食品药品管理之父"（Anderson，1958：147）。1906年通过的食品药品法更是被人们直接称为"韦利法"。连罗斯福总统面对来自商人的撤销韦利职位的游说时都无奈地说："你不懂，韦利博士拥有这个国家最宏大的政治机器。"（Carpenter，2001：272）

三、拉锯战

在如此大的利益推动下，食品监管的确被提上了议程，但是，反对改革的力量也是不可忽视的。改革的受损者积极地组织起来进行抵制，而且在某种程度上，这种抵制的力量更为强烈，因为受损者从成功的集体行动中的收益非常大，因此，更愿意付出集体行动的成本。

（一）企业

主要的反对者当然也来自商业集团，包括牛肉托拉斯（Beef Trust）、糖精生产商、威士忌酿造商等，其中尤以牛肉托拉斯为最，由六大商业集团组成的牛肉托拉斯所涉及业务包括牛肉、猪肉、羊肉等的屠宰、加工等，占据美国总产出的相当大一部分和几乎全国的远距离（州际或国际）市场。零散的养殖户将牲畜集中售卖给托拉斯，然后由他们组织屠宰、加工，之后再售往全国各地的零售店。因为零散养殖户数量很多，而购买牲畜的企业很少，因此这是一个买方市场。在托拉斯对零售商的市场上，又是一个卖方市场，所以牛肉托拉斯占尽优势，他们可以尽可能压低进货的价格，同时尽可能抬高销给零售商的价格。牛的价格和加工后牛肉的价格之间的极大差价引起了诸多不满。在舆论压力下，商业和农业部下属的企业局于1904年对牛肉产业进行了调查。牛肉托拉斯一再宣称他们并没有谋取不正当的高利润，并向企业局提供了部分数据和材料。根据他们提供的数据，企业局最终测算出来的牛肉托拉斯所获取的实际利润是每头99分，这一结果很难令人置信，无论是媒体还是民众都很难接受这样的调查结果。据粗略估计，这些托拉斯每头牛的平均利润是3.06美元，而更极端的估计达到15美元！（Walker，1906）罗斯尔在《托拉斯之最》（Biggest of Trusts）一书中披露了为什么企业局的调查和民众的感知相差如此之大：报告并不是由调查员加德菲尔得（Garfield

亲自撰写的,他在塞德和瑟诺因俱乐部过得太惬意了以至于根本没工夫去调查款待他的人;他只看了加工商想要他看的东西,因此他的数据是错误的,他的结论当然也是不可靠的。即使是在后来辛克莱(Sinclair)的《丛林》发表之后,公众对整个肉品加工行业完全失去信心时,农业部等派去对肉品加工行业进行的调查还在声称:"很明显,他(指Sinclair)急切地想要哗众取宠和耸人听闻,作者不仅在这一问题上,而且在整本书中,选择的都是芝加哥屠宰场中最糟糕的情景,而且有意地对那些有着优良环境的屠宰场视而不见。"(Walker, 1906)牛肉托拉斯的政治力量之强由此可略见一斑。

(二)州政府

关心法律的宪法效力问题的南方国会议员们也积极反对联邦监管。他们认为,将监管权力交给联邦政府将会损害地方的自治,而且由联邦政府插手州内贸易是违反宪法的。对州政府而言,将监管权力拱手相让,意味着放弃商业的政治和资金支持,使州的监管机构变得多余。既然许多产品都是在同一州内生产和销售,州才应该是最有效的监管单位,对不适宜于长途运输的奶制品尤其如此。联邦政府并不具有足够的人力、物力去实施食品监管,只有地方政府才是最了解食品企业信息的,而且它们能够比联邦政府更快速地作出反应。支持州权力的安德姆森(William C Adamson)更是认为:"完全没有必要将那些地方能够更好处理的事务转嫁给联邦政府。"如果这样做的话,"大量讨厌的间谍、爱管闲事者和告密者就会让政府变得比任何人曾经吃过或喝过的任何食品或饮料更为不纯净"(Young, 1989: 162)。如果将食品监管交给联邦政府,那么,"农业部的高薪官员将会遍布全国……监视每一个库房,监视每一条铁路的交叉口,监视每条州际公路、每条河的渡口、每辆跨州运行的货车,监视每个可能从一个州运带物品进另一个州的人"(Young, 1989: 98)。对于各州之间监管标准不一给商业带来的困难,他们认为,解决方案不是联邦政府的监管,而是统一各州立法。州层面足以解决问题,根本不需要上升到联邦层面。

（三）穷人

还有一些反对者则打着穷人利益的旗号。他们的理由是，在自由市场上，个人应当能够购买便宜的食品，即使这一食品并不是"真的"。"饥饿比造假食品对健康更为有害，即使是这些食物并非完全纯净"（Young，1989：163）。穷人拥有食用廉价食品的权利，而保障食品质量的立法被很多人认为是对穷人的污辱，因为禁止销售低质产品将会极大地减少穷人的选择，提高他们的生活成本。甚至有人提出，个人有权选择购买次品甚至是有毒食品，只要这是他们的自由选择（Wood，1985）。反对者更认为支持联邦监管的人往往是大企业利益的代言人，他们被大企业所俘获，打着"公共利益"的旗号而行为大企业创造竞争优势之事。"这些政治精英和商人彼此认识，上同样的学校，参加同样的俱乐部，与类似的家庭联姻，分享共同的价值"，他们代表的仅仅只是有影响的商业集团的利益，却欺骗广大市民和他们的代表说这是在创造某种公共价值（Lynch，1977）。一个直接的证据就是，支持联邦食品监管的国会议员们明显倾向于关注那些假冒伪劣食品，忽略保障穷人享有廉价食品的权利。"早期的法律涉及的都是最有商业价值的食品，如葡萄酒、啤酒、茶叶和咖啡……整个食品造假和其控制完全成为一个经济和商业伦理问题，卫生的层面相对不那么重要……"（Brooks，1906）。"工人可能相信他的虾仁和白兰地酒确实名副其实，但是对他的面包和盐却没有这样的信心"（Crampton，1900）。

（四）自由市场理念的信奉者

还有一些坚定的反对者相信自由市场的力量完全可以解决目前所出现的问题，政府的干预只会令问题更糟糕。尽管那些造假者在短时间内能够获取利润，但从长远来看，他们最终将会受到市场的制裁，消费者最终将会有足够的力量将他们驱逐出市场。任期有限、期望快速得到政治回报的官员更注重眼前的收益而忽视未来的成本与效益，其干预将是短视的，从长远来看，必然会损害市场的精致而复杂的自我调节机制。因此，政府的干预并不能真正弥补市场的失败，它无非是给少数利益集团提供利益。

一群共和党组成的保守派坚决反对任何的商业监管（Anderson，1958：137-171）。"如果农业部要给食品设定标准，那么，不久之后他就会告诉我们在春天或秋天应该穿什么衣服，应该骑什么马……应该如何经营你的农场，你的工人应该工作多长时间，或者是你不应该向他们支付什么。"（Young，1989：162）"一旦我们开始对所有假冒和影响公众健康的东西进行监管，那么，我们的手将伸到哪里为止？"（Young，1989：90）。

在众多强大的反对力量的抵制之下，尽管从19世纪80年代早期开始纯粹食品议案就已经被提交到国会，但反对者一次又一次地将之扼杀于襁褓之中。有时议案通过众议院，却在参议院败落；有时议案在参议院通过了，却没能在众议院得到多数的支持。1890年参议员彭德克（Paddock）提交彭德克议案，要求反食品行业的商业欺诈，保护生产商和消费者的利益，改进美国食品在海外的声誉，促进出口。尽管有来自市民、州议员、批发商、贸易董事会和农场主的支持，但是却因为来自南部诸州的参议员坚决捍卫州的权利而未能通过。1892年议案再次提交参议员，这次的条款要温和许多，然而棉籽油生产商担心未来的法律执行将会不利于掺杂的猪油，因而强烈反对该项议案，并成功地阻止了该议案在众议院的通过（Young，1989：97-99）。面包粉生产商之间的争斗也是联邦食品议案难产的原因之一。塔塔粉生产商希望通过监管将加入明矾的酸面包粉生产商置于不利地位，而酸面包粉生产商希望监管会歧视塔塔粉生产商们的产品。最终的局面是，"不管议案如何措词，它都遭到来自两大面包粉阵营之一的反对"（Anderson，1958：135）。威士忌酿造商之间的利益冲突也令食品议案一再受阻。来自肯塔基、马里兰、弗吉尼亚和宾西法尼亚的纯威士忌酿造商，与伊利诺伊、印第安纳和俄亥俄的混合威士忌酿造商针锋相对。纯威士忌酿造商认为，混合威士忌是"不纯正"的，因此需要对之进行监管。迅速获取市场份额的混合威士忌商则极力反对监管。纯粹食品议案要求"混合物、化合物、复合物、仿制或掺杂"都必须要"标识出来，以表明其组成部分"。而混合威士忌酿造商组成的"全国酒类批发商协会"则认为这一条款将迫使混合威士忌酿造商披露有价值的商业秘密，因而积极纠结力量反对议案的通过（Young，

1989：165-168）。

　　艰难的拉锯战再次向人们表明，仅仅有改革的动力并不足以推行改革。改革的未来收益是不确定的，而且即便能够确保受益，受益者对于收益应当如何分配也有不同意见。而改革的受损者所必须付出的成本却是即时和确定的，这使得改革的反对者更为明确和积极。改革的支持者往往游移不定，他们或因对改革方案的细节持不同意见或因对改革的前景不甚明确而持保守态度。尽管消费者将是改革的最大受益者，但是众多分散的消费者的私人收益相比较个人投入的成本而言是非常微小的，需要有足够的诱因激励那些只能从改革中获取些微收益、但是总收益却相当庞大的分散个体组织起来，克服集体行动的成本。而在联邦层面组织起集体行动的成本显然要更高，所需要的激励也更大。这些都妨碍着改革成功所需要的有效联盟的形成。所以，尽管有强大的动力，但是这种动力并不足以推动在联邦层面的改革，我们似乎进入了一个僵局。

四、打破僵局

　　这时候发挥关键作用的是一群受到意识形态激励的进步主义者，他们或者坚持不懈地在国会积极游说，网罗支持力量；或者在民间积极奔走呼吁；或者用自己的笔借助传媒向普罗大众传递改革的理念，激起了民众对食品安全问题的关注，让民众了解到改革的必要性和紧迫性，从而将原本只是少数集团的利益争斗问题置换成了社会公共问题。当然，还有系列的危机事件起到了导火线的作用。然而，正是这些进步主义者特别是扒粪者将这一系列危机事件的真相真实甚至是夸大地展示在公众面前，从而赢得了改革所需要的众多支持。正是在这个意义上，这些进步主义者、媒体的宣传报道加上危机事件，共同起到减少集体行动成本、集结改革力量的关键作用，从而打破了政治僵局。

　　整个20世纪美国历史的核心都在于"如何将一个由大企业创造和主导的政治经济转变为一个真正的社会体系——一个社群——而不损害私有财产，不妨碍大型企业"（Williams, 1961）。进步主义者，一群新中产阶级的城市职业人士，信奉"新干预主义"，他们既不认同对社会和经济问题的传统保守主义的回应，也不认同反对保守主义激进派的观点。他们的改革方案更为温和，在尊重长期被珍视的美国传统的同时，寻求对现制度的补丁式改革。他们希望在获取新出现的组织生活的收益的同时，保留这一组织正在摧毁的旧的个体主义价值体系（Hofstadter，1955）。他们认为通过改革可以解决19世纪末美国面临的所有问题，包括未来将会面临的问题。进步主义者和以往所有其他改革者的最主要区别在于，"他们的改革议程背后的理念是科学和社会科学知识能够被建设性地应用于解决无数社会问题"（Eisner，2000：34）。进步主义的核心是新中产阶段通过官僚方式来实现其使命的雄心。他们相信需要政府的持续参与，强调行政管理的重要性。他们对前途非常乐观，认为社会是不断进步的，生活会更加美好，而理性的设计和管理是通往这一大道的不二法门。进步主义者认为，社会的问题需要由各种专业人员组成的管理专家通过恰当的程序和持续执行来解决。科学是一套宏大的设计，人类特别是受训的职业人员可以掌握和应用其基本原则。通过他们对社会的监管，可以以最少的时间和精力的投入产生最大的收益。为了能够即时解决新出现的问题，应当授予他们拥有灵活的权力，这必然会模糊传统的政治行政和司法的分界线（Wiebe，1967：153-158）。

　　罗斯福总统本人就是一名进步主义者，他相信大型企业甚至是垄断都是现代经济不可避免的现象，大型企业拥有大量的资源和巨大的规模经济，他们能够给美国提供那些小企业所不能提供的优势。然而，大企业必然会滥用自己的权力，因此，联邦政府应当允许这些企业的存在，但是应当出于公共利益而对他们进行监管。"托拉斯"是罗斯福总统在任期间最重要的议题之一，他一方面极力保护现代企业的微妙机制，同时也采取强硬措施来"监督"那些可能损害整个国家福利的大型企业。他积极支持食品安全监管，认为联邦政府应当对消费者的食品安全承担责任，在推动肉品检查法和食品药品法的通过中，他起到至关重要的作用。

　　在这些进步主义者中，还包括一些活跃的妇女组织，如妇女俱乐部联盟（General Federation of Woment's Clubs，GFWC）、妇女戒酒基督联盟（The Woman's Christian Temperance Union，WCTU）等。她们相信"食物的质量应该是每一个家庭主妇必须关注的头等大事"，因此积极地倡导政府监管，禁止假冒伪劣食品的销售。她们认为，政府的食品监管应当将重心放在信息披露上，商家必须通过产品标识提供产品的准确信息，确保消费者的知情消费。自由市场是否能够自动地解决自身的问题，这也许需要更长时间的检验，但是消费者所受到的损害是即时的、巨大的，他们不能承受市场的自发调整所需要漫长时间。因此，政府的积极干预，将是把普通消费者从水深火热的状态中拯救出来的最为迅速、有效的方法。

在进步主义者中，还有一群以揭露社会阴暗面为己任的扒粪者。他们相信"笔的力量"，通过自己的文章，极大地渲染并调动起了公众的情绪，从而使更多的普通公民加入到支持食品监管的队伍中来。高速印刷和照相凸版印刷的完善降低了生产成本，改进了印刷的质量。19世纪80年代和90年代邮费的下降也降低了刊物在全国发行的成本。再加上报刊上的广告刊载降低了报刊的运营成本，越来越多的刊物以低价格、高发行、大幅广告的方式运作。因此，刊物的读者群迅速扩大，加之教育的普及，更多的普通民众能够通过报刊来了解社会。记者辛克莱对芝加哥肉品加工业的报道是如此的骇人听闻，以至于几乎每个美国人都读了这本书，且相信芝加哥的加工厂是肮脏的，从这些加工厂出来的任何东西都是不能吃的（Young，1989：245）。尽管化学局局长韦利的食品造假报告非常详尽地揭露了食品造假问题，但因为主要是技术性的，没能获得太多的关注，从而没有为他获得足够的支持。而《丛林》这本书的出版使得公众的情绪受到极大的影响，美国人几乎不敢再吃肉。尽管后来有人认为，食品制假问题被过于夸大了，更普遍的问题是欺骗消费者，而非食品有毒。但是，"扒粪者激起的公众对食品质量的危机感增加了联邦食品监管的收益，降低了各种利益群体集结起来的成本"（Law & Libecap，2004）。这些文章的影响如此之大，以至于今天很多人将1906年肉品审查法和纯粹食品药品法的通过归功于辛克莱在他的小说《丛林》中对美国肉品加工行业的披露。"纯粹食品和药品法案的通过与其说是对真实的经济问题的回应，毋宁说是受到一个耸人听闻的媒体蛊惑"（Law & Libecap，2004）。

正是在上述因素的共同作用下，食品安全监管不再只受一小部分精英或利益团体的关注,而是迅速扩展开来,人人都认识到食品安全关涉到自己的切身利益,于是食品质量问题演变成了社会公共问题,改革需要的大量支持力量终于集结起来。在这种情况下,面临来自垄断和不清洁的环境双项指控的牛肉托拉斯已经不敢再公然反对食品安全监管,特别是对激起公愤的肉品安全的指控,而是转向对具体条款的反对,如罐装食品必须标识生产日期以及检查成本由他们承担等(Young,1989:211)。

五、改革的成果

联邦政府最终的改革议程,反映的正是上述利益斗争的结果。纯粹的商业利益并不足以保证食品法的通过,因为利益纷争和对未来监管结果的不确定性使他们很难就具体的监管细节达成共识;同样,纯粹的进步主义者也并不足以保证改革的成功,因为他们只代表社会中一少部分——中产阶级市民,而改革的成功要求"触及各阶层的美国人"(Mowry,1972:20-21),正是因为扒粪者的努力,将原本只属于食品行业的商家之间的利益争斗扩大到全社会,为支持联邦政府监管的议员提供了强大的舆论环境和道德支持。

(一)全国立法

进步时代面临的种种问题是全国性的,而不是某一个地方的,所以解决方案也应该从全国的角度去考虑。只有联邦法律能够解决地方性法律和一个全国性商业体系之间的矛盾。1906年的肉品检查法和纯粹食品药品法提供了全国层面的食品监管法律,并将监管的权限也交给联邦一级政府。对于有着强烈地方自治传统和对政府不信任的美国而言,这种方案所受到的阻力是可想而知的。但是,通过这两部法律,联邦政府向社会表明它将承担起保障消费者食品安全的责任,而这是州政府所无力做到的。用托克维尔的术语来讲,进步时代的食品监管改革实际上是在实行"政府集权",即将一些与全国各地都有利害关系的事情集中于同一个地方或同一个人手中。正如托克维尔所言,"我决不能设想一个国家没有强大的政府集权会生存下去,尤其是会繁荣富强"。但是,这一集权是有着其边界的。如果将那些"国内某一地区所特有的事情",如地方的建设事业,也交由同一个地方或同一个人的手中——即他所谓的行政集权——"只能使它治下的人民萎靡不振,因为它在不断消磨人民的公民精神"(托克维尔,2004:68-70)。反对改革的声音源于对行政集权的担心。美国进步主义者在保留地方自治的同时,成功地令公众认识到食品安全是全国性问题,必须由联邦政府来承担起监管责任而实现了在食品安全方面的政府集权。

(二)以政府监管补充法院体系

在食品安全的案件中,"很少有人有时间、金钱或意愿去打官司……忍气吞声比诉讼的成本更低"(Young,1989:62),除非是受到非常大的损害。大企业的利益得到法院更多的照顾这一事实也使得人们不再相信诉讼是对社会有害行为的唯一恰当的回应方式(Glaeser and Shleifer,2003)。在原告和被告之间的经济和政治资源分布极端不平等的情况下,拥有更多资源的一方可以通过投资于颠覆行为来避免服从监管或受到法律制裁。在这种情况下,需要有其他的方式来实现社会正义,而监管正是这种选择。

与法院审理不同的是,独立的监管机构将持续存在,由一群冷静的专家来进行研究和商议。他们避开骚乱,不是把工业问题当作戏剧性的事件来处理,而是当作一个发展的过程来处理,要求仔细的、小心谨慎回应。行动的基础是统计而非情绪(McCraw,1975)。

由技术专家来管理大企业,纠正市场失败,这正是进步主义者坚定不移的改革理念。食品药品法和肉品检查法正体现了他们的这一理念。政府雇佣的有知识、懂技术的化学家和其他科学家在政府配备的专业实验室的帮助下显然比消费者更有能力识别食品造假。而且,化学局采用的是行政首长制而非通常的委员会制,这可以"进一步降低他们对商业压力的脆弱性"。如果没有委员会,就没有机会、也没有理由让受影响的利益代表成为该局的监督者。行政首长的工作不是代表,而是决定,这样责任将完全由他承担(Wilson,1989:85)。实施监管任务的专家拥有法律授予的充分自由，凭借他们的科学知识和技术，可以保护个人利益不为大企业所侵犯。

（三）监管的内容

这些专业人士是通过以下方面来具体实施监管的。

1. 检查制度：保障食品安全特别是肉制品安全的一项重要措施，即是对肉制品质量的检查。立法中的一个争议焦点是，检查的成本应当由谁承担。最终立法将这一责任交给了政府。肉品检查法规定国会每年拨款300万美元用于组织联邦肉品调查员对牲畜的屠宰进行检查，调查员有权检查肉制品是否含有"危险的颜料、化学物质和防腐剂"。不适合食用的畜体必须在政府检查员面前销毁；合格产品被盖上印鉴或标签表明"检查合格"。检查员有权在"任何时间，无论白天还是夜晚"进入加工点的每一个地方（Young，1989：263）。罐装肉也必须具有"检查合格"的标识。法律还规定，农业部在卫生专家的帮助下可以规定加工厂的卫生条件。如果加工厂未能达到强制卫生标准，那么它的产品不得持政府检查合格标识在市场上流通。个人或企业为那些未持政府检查合格标识的肉品提供运输，是非法行为。伪造检查合格标识是违法行为，违反者将被处以最高1万美元的罚金，或者最高两年的监禁。食品药品法还列举了假冒伪劣食品的六种情形，并赋予联邦政府以权力检查用于州际贸易的食品是否属于这六种假冒伪劣情形，并有权对违法产品予以没收。

2. 产品标识：食品法还非常强调消费者的知情权。以廉价的成分取代更为昂贵和高质的成分，并不必然会损害公众健康，但它的确是影响了消费者的知情权，消费者无法准确地知道他们购买的是什么，可能花了更多的钱但买到的却是实际价值远低于预期价值的劣品。尽管这种商业欺诈不一定危害消费者的健康，但是却给他们带来了经济损失。准确标识确保消费者的知情权，即消费时有权知道自己购买的是什么。因此，食品法"要求每一个标识正确地和完整地告知消费者食品的全部非自然成分"（Young，1989：262）以及标识产品成分、产地等信息，这样消费者就可以依据准确的产品信息来作出明智的消费选择。准确的标识能够保护人们使用人造黄油、混入菊苣的咖啡、混合威士忌、添加剂等，这样厂商很难再以次充好或者隐瞒食品成分。

3. 执行：法律将肉品检查的责任交付给农业部，由它及其下属的动物局明确法律的具体实施规则。同时将执行食品药品法的权力交给三名内阁成员：农业部长、财政部长和商业劳工部长。管理食品药品市场的权力则交由化学局。该局必须收集和检查样品。当发现样品是假冒或伪劣的时，农业部长必须告知样品采集方，给他机会进行听证。如果证明属实，那么部长应当认定事实并将证据呈交违法行为发生地的区检察官。该检察官则应当确保启动恰当的程序和在恰当的法庭上对违法者提起控诉（Young, 1989: 267）。制裁方式有两种：一种是对个人进行检控，若第一次被以该罪名起诉，那么违法者将被处以不超过 200 美元的罚款，重犯将会被处以最高 300 美元和/或不超过 1 年的监禁。另一种制裁方法是由政府没收假冒伪劣产品，目的是让欺骗性的甚至是危险的食品撤离市场。

4. 咨询：特别值得一提的是咨询在联邦监管中起到的独特作用。由上可见，法律惩戒的力度是有限的，再加上当时的化学局规模还太小，事实上监管是非常有限的。1928 年时全国的 18 个检查站总共才有 166 名专业检查员、47 名非专业检查员和 53 名文员，而他们要负责全部的采样、检查、行政和调查工作。同时，该局并不具有设定食品标准的权力，法院一般也不愿意定生产假冒产品的厂商的罪，因此，执行是非常有限的（Hutt & Barton, 1984）。所以，化学局和之后的美国药监局（the Food and Drug Administration, USFDA）更愿意把食品药品法看作是纠正性的而非惩罚性的，他们采纳了一种更为现实的执行方式：事前咨询。他们花费了相当多的资源为企业提供咨询，通过帮助生产商采用正确的生产方法，给予企业提供直接的帮助和咨询，降低了企业的服从成本，因而企业更愿意也更有能力服从食品药品法。正如大食品商亨氏所认识到的，"不需要有毒的化学物——好的食品，如果能够得到恰当处理，就能够保持新鲜，而不需要加入防腐剂。加工的速度、高压灭菌等整套流程已经高度发达了，不需要再使用这些有毒制剂。那些加工商要么不知道，或者不愿意进行必要的投资……"（Alberts, 1973: 171）。而监管机构所做的，则是通过教育和咨询，让被监管者了解更好的加工技术、更低成本的生产高质量食品的方法,从而不需要违反法律。该局的食品研究实验室的作用日益转向为教育食品生产商和经销商最佳的冷藏、运输、卫生方式,以及协调和从事食品处理、加工和储藏方法的研究。它的这一执行理念在1926年的年度报告中清楚地体现出来:

> 它相信,通过告知讲信誉的厂商如何让自己的产品符合法律规定比违反法律后的处罚或没收更为有效。它的政策因此是教育优于法律行动,因为教育可以不用损害公共利益或干预自由竞争。(Dunbar, 1951:636)

药监局的工作获得越来越多的支持,许多厂商自愿将产品交由它检查认证以保证质量。一些企业在食品销售上出现问题之后也会主动向药监局咨询如何改进产品质量。从这个角度来看,一些批评者认为,进步时代的改革仍然是政府被俘获的结果,大企业仍然控制着政府,只是他们现在是通过技术专家来实施着这种控制而已(Lynch, 1977)。

尽管1906年两部食品法律的通过仅仅只是食品监管之役的开始,比如,因为争议太大,它对食品标准保持缄默;因为奶制品行业的积极抵制,它完全没有提及该行业的监管问题等等,但它无疑是一场非常漂亮的战争。如伍德(Wood, 1985)所言,它是监管领域少有的代表公共利益的例子之一。特别是食品药品法,它是首部保护消费者权益的法律,奠定了当代美国食品和药品法律的基础,尽管之后多次被修正,但联邦政府对消费者安全承担责任的这一基本理念一直延续下来。

六、讨论:中国可以从中学习什么?

在这一"寻找秩序"的年代(Wiebe, 1967),美国的国家能力急剧扩张,为现代国家的发展奠定了基础。这一扩张体现在两个方面:首先,政府的职能边界快速扩张,政府和企业的关系被重新界定,政府的监管领域也开始进入食品等行业。其次,不仅仅是政府的权力边界重新得到了调整,而且政府的权力也从州转向联邦。之前分散于"孤岛社区"的分权化的各州被统一和集中起来（Wiebe，1967：xiii）。

　　从表面来看，尽管美国进步时代和中国目前的转型情况有很大的相似之处，但是我们必须看到，美国是从自由放任的市场经济走向政府职能的扩展，而中国则是从政府全能的时代走向开始发展市场的阶段。美国在进步时代面临的最大问题是如何对大型垄断企业进行监管，以纠正市场失败。而在自由市场赖以运行的基本制度缺如的情况下，中国监管者目前更头疼的似乎是那些零散的食品小作坊的管理问题。在这种情况下，美国的经验对于我们有着怎样的借鉴意义，并非是那么简单和直白。笔者并不认为美国的监管体系就是灵丹妙药，在行政力量已经非常强大的中国，强调通过行政权力来解决社会问题似乎没有任何新鲜感；监管权力进一步向上的集中是否能够解决众多小作坊的问题，答案似乎显而易见；自由市场的发展是否需要政府的干预，这在中国不是有争议的问题，当前的争议更多地集中于食品安全问题上政府和生产经营者之间的责任问题，以及哪一个机构能够肩负起食品安全监管的重任。因此，在本章的介绍中，我们更侧重于阐述美国进步时代监管体系的形成过程，侧重揭示改革的艰难酝酿过程而非最终的结果。即使在今天，美国进步时代的监管改革对其后来的经济发展是一剂良方还是一个败笔都仍然是一个非常有争议的话题。笔者并不认为美国进步时代的改革可以提供中国政府改革参照的样板，相反，我们相信，中国可行的改革方案，必须从中国的本土实践中去发掘和发现。我们可以借鉴和学习的，是这种从危机中不断改革和调整适应的精神，是如何通过妥协而凝聚足够的改革力量的精神，是打破理想主义以开放的心态和理性的协商谋求共识的精神。笔者深信，这些正是美国进步时代遗产中最珍贵的东西。

第七章 英国现代监管国家的建构

在20世纪70年代之前,英国是一个福利国家,或者,用布莱斯怀特的话来讲,是一个"国家提供的经济",因为国家提供的不仅仅是福利,还包括福利之外的很多东西,如交通、工业基础设施等(Braithwaite,2006:411)。20世纪70年代的经济危机揭露出英国的深层制度危机。政府为缓解危机进行了一系列改革。在此之后,英国开始更多地体现出现代监管国家的特点,比如,依靠正式的法律法规来对经济和社会生活进行管理,一系列独立的监管机构的组建等等。与美国强调抗辩和诉讼的文化不同,英国文化更强调的是非正式解决及监管者和被监管者之间的共识。因此,英国的监管国家体现出不同于美国模式、欧洲模式等的独特性,不像美国模式那样过于关注正式法律的作用,英国模式更强调企业的自我监管力量,一些学者认为这样一种独特的英国式监管国家的发展改变或者说至少补充了美国式监管国家的模式,甚至有替代美国模式的潜力(Moran,2001)。因此,介绍英国监管国家的发展过程,对于我们理解监管国家的全球图景显得非常必要。

一、自我监管的天堂

英国是一个"自我监管的天堂"。在这一天堂里,监管是非常不正式的,很少有专业化的监管机构,相反,监管往往是作为市场活动的副产品而出现……英国不愿意详细地编撰规则,因此经常依赖信任和默契……私人协会是许多最重要的自我监管系统的核心,在自我监管体系中,法律本身历史上并没起到多大作用或仅仅只是一种剩余作用(Moran,2001：68)。

工业革命之前的英国,自由市场的力量得到极大的推崇。人们认为,商业要想获得成功就必须仰仗自由贸易的力量。倘若采取控制措施,只会抑制市场的发展,所以最好是什么都不做(威尔逊,2010：27)。英国人相信正是这种,非干涉主义国家传统对工业革命的完成功不可没。食品质量主要依靠行业的自律,其中行业协会发挥着极其重要的作用,它们负责监管食品及饮品生产,打击各种不法行为。"行会的利益与消费者是一致的。消费者希望获得质量保障,而行会则希望通过提供保障来获得声誉。"(威尔逊,2010：70)政府并不认为自己有责任或者需要介入。一位化学家吃惊地说,当时的英国"恐怕是唯一一个没有法律的国家,或者说是唯一没有有效法律的国家。英国没有任何法律能够保护公众不受掺假食品的伤害"(威尔逊,2010：88)。然而,行会体系很容易被腐蚀,加上行会成员等级森严,地位高的享有很多特权,成员们为了争夺在某个地区的销售权而无休止的争吵,这些都严重影响着行会的发展。

随着行会的衰败,私人企业的贪欲已经放肆到了极致。现在,"自由放任"不再意味着自由,而是成为一种带有侮辱性的贬义词汇,代表了自私自利和对有害事务漠不关心的态度(威尔逊,2010：101)。公众需要政府的保护。在这样的背景下,1833到1850年前英国政治家创造了各种新的制度来治理社会和经济生活,监管体系开始发展起来。在健康领域,流行疾病的蔓延以及打击掺假食品的公众需求促使英国政府开始仿效其他欧洲国家建立起监管机构。1843年英国成立了城镇健康皇家委员会,1848年成立了卫生局。1858年英国布拉德福镇的大规模中毒事件令英国政府下定决心打假,英国的第一部反食品掺假法案于1860年通过,该法律被誉为是"以买方利益为框架制定的第一部律法",它将"买家当心"变成为"卖家当心",正式将提供纯正食品的责任交给卖家。这种监管以强调监管者和被监管者之间的合作、公共监管和私人监管之间的合作为特色,监管制度的设立不是要将政府意志强加于企业,而是要将信息通报给公众并因此而对企业施加压力。

为了战争的需要（包括战后重建），在凯恩斯干预主义思潮的影响下，以行政强力主导甚至是国有化来保障资源成为英国的主要政策，这给英国经济带来深远的影响。英国对钢铁、煤矿、天然气、自来水等公共事业产业推行国有化政策，将大批公用事业产业予以强制性收购，实行国有经营方式（Cook & Mosedale, 2007）。到20世纪50年代，国有化政策仍然在英国占主导地位，国家依然控制着水力、电力等与民生有直接或者间接关系的领域。而在国家没有或介入较少的领域，则仍是由行业协会或专业团体进行监管。值得一提的是营销董事会。这是一种由生产者组成的组织，旨在推动产品的销售。它一般得到政府的补助，由成员投票决定董事会的运作。它是一种典型的行业自治组织，为了促进产品的销路往往对行业进行一定程度的监管。尽管在自我监管体系下，监管者拥有丰富的专业知识帮助他们作出更为正确的决策，但是这样一种监管往往回应的是内部人以及精英的利益，它反映出公众对商业和政府精英的顺从这样一种社会环境（Moran, 2001）。由于信息不对称，很多决策都是秘密的，即便是信息公开，大量专业术语的使用也使公众难于理解。人们认识到仅靠专业团体和行会的自我监管已经远不能适应现代社会的要求，加强政府介入的呼声日益高涨。

二、民营化推动下的英国监管国家发展

1979年英国保守党领袖撒切尔夫人当选英国首相。面对国有企业的长期亏损导致的财政入不敷出以及相应的社会问题，撒切尔夫人下定决心开始了以国营事业民营化为中心的改革。在20世纪的前几十年中，英国是资本主义国家中最稳定也是最缺乏创新的国家，英国激进的私有化改革使得它迅速成为开拓和创新的代名词。

（一）民营化

英国率先开展了一系列针对原国有企业效率低下的改革，希望通过广泛的私有化，缩小国家对经济干预的范围。1984年英国电信公司以

39.16亿英镑出售给私人公司，拉开了英国国有企业民营化的序幕。此后英国先后将英国航空公司、英国天然气公司、英国石油公司、英国公共汽车公司、肖特飞机制造公司以及制造飞机发动机的罗尔斯—罗伊斯公司等数十个大国有企业民营化。同时，国家授予很多新成立的民营企业特许权，通过这些企业来提供对人们日常生活至关重要的服务，如引入特许经营来管理和营运英国铁路系统。（余大章，2000：131）改革最初强调缩小国家干预经济的范围，鼓励私有经济发展，促使建立更多脱离政府直接控制的公司。

然而，私有化也带来一系列的问题，如公共垄断变成了私人垄断，许多关系人民日常生活的公用事业无法有效供给，为因应这些问题，也为了避免大规模的私有化带来的控制权的丧失，英国政府希望通过监管来重新施加影响，体现自己的掌舵能力。因此，与私有化相伴生的并不是一个空心化的国家，相反，国家运用命令和控制监管来开发新的领域，发展新的机构，并改革旧有的机构。比如，英国对民营化的公共事业通过价格上限来进行监管，旨在通过设置预定的价格上限，模仿竞争市场上的成本收益刺激，其动机是减少成本从而提高利润（Parker, 2001）。这就是著名的 RPI-X 价格监管模型。它首先应用于英国电信事业，之后广泛运用于电力、水力等领域。随着国家越来越多地将自己的服务外包出去，国家越来越多地以监管者的身份出现。

由此可见，在英国，监管的兴起往往更多地与市场的自由化相联系，而不像在美国，监管的发展往往被看作是自由的减少。因此，在英国，与更自由的市场相伴生的是更多的规则。我们可以借用施莱弗（Shleifer, 2005）对监管的分析来理解这看似对立的趋势。如图所示，横轴代表着国家干预的程度，纵轴代表着市场自由的程度，而私人秩序和社会主义则分别代表国家干预程度最小、市场自由程度最高和国家干预程度最大和市场自由程度最小的两种制度；而独立法官、监管国家是介于私人秩序和社会主义之间的，独立法官模式比监管国家的国家干预程度要小，而市场自由程度要大。在英国，监管国家的发展体现的是从国家所有制转向私营化的过程，即从图的右边向左边的发展，在这一过程中国家干预程度减少，市场的自由程度增加。而在美国，监管国家的发展体现的是从图的左边向右边的发展过程，即从推崇独立法官向监管型组织的建立，这一过程中国家对市场的干预在增加，而市场的自由程度在减少。

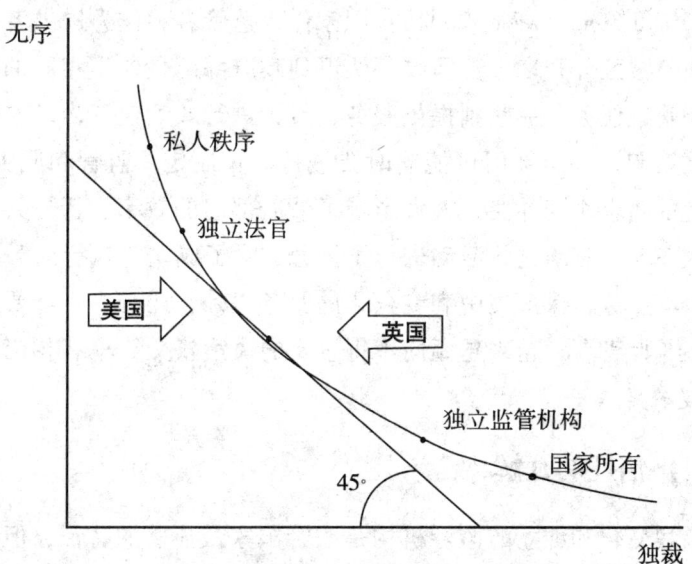

资料来源：根据 Shleifer，2005 修改而来。

（二）独立监管机构的组建

民营化的迅猛发展还带来了一系列独立的监管机构，例如"电信监管办公室"（OFTEL）、"煤气供应监管办公室"（OFGAS）和"电力监管办公室"（OFFER）、"社会服务监察第一组"、"优化监管小组"、"金融服务局"、"邮政服务委员会"、"水力服务办公室"、"通讯监管办公室"、"天然瓦斯与电力市场办公室"、"铁路监管办公室"等等（郑春发，郑国泰，2009）。这些独立的监管机构独立于政府之外，由专业人士组成，根据法律规定对各种产业进行监管。不同于美国模式的地方在于，英国的独立监管机构并不集监管的立法、执行和裁断于一身。英国的监管机构往往更加依赖地方政府甚至是被监管对象进行执行，中央层的监管机构则主要以立法或制定规则为主。如英国食品标准署本身并不执法，而是将主要精力投入到标准的设立以及监督地方的监管和企业的自我监管上。也正是因为监管机构的这一特点，使得它非常依赖与其他部门的合作，甚至是被监管对象的合作。

这种独立监管机构的发展是英国新公共管理改革的重要特色（Thatcher and Stone Sweet, 2002）：国家作为监管者和作为提供者以及决策者的角色被区分开来。英国政府认识到政府部门是各不相同的，一些主要承担管理任务，一些则提供服务，或者进行政策建议，以前这些职能集中在一起，一个部门可能同时要进行政策制定、监管和服务提供，多重角色的要求相互冲突，大大影响了政府部门的效率。新公共管理旗帜下的改革对政府的这些活动进行了拆分，除了成立"执行局"来提供专门的公共服务，保证集中和专业化的服务以外，还有一个重要改革是将权力授予监管者，越来越倾向于将重要的决策权交给享有相当政治独立性的技术实体。

（三）信任的瓦解

尽管民营化和独立的监管机构是监管国家最显著的特征，但是在英国，这并不是监管国家兴起的全部甚至不是主要原因。在一些没有私有化的领域，也出现了监管兴起的情况，因此催生英国监管国家的原因，除了民营化和独立的监管机构外，还有文化和社会方面的原因，即基于政府精英和企业之间的信任和默契基础上的治理体系已经过时。

随着市场的发展，社会日益变成为一个陌生人组成的社会，传统社会的信任基础也逐渐瓦解。这使得非正式监管提供的公共保证日益难以得到人们的信任，依赖自我监管和行业自治的文化已经慢慢破产。建立在政府精英和企业之间的信任和默契至上的制度不再能够为公众提供信心，原来的自我监管体系开始吸纳外部人员，政府开始更多地依靠规则制定来解决市场问题，监管逐渐走向正式化。来自欧盟的压力也被认为正在侵蚀英国自我监管的根基，为了在全球化竞争中提升竞争力，英国开始着力于制度和经济惯例的重建。（王林生，2006：168）

胡德等人用"关系距离"来说明这种信任的瓦解。关系距离（Black, 1976: 40）是人们对彼此生活参与程度的差别，这决定了他们之间的亲密性或关系距离。关系距离既影响着利用法律调整社会关系的条件，也影响法律的执行效果。随着监管者和被监管者之间距离的加大，使用正式的制度规则的倾向变得越来越明显，而且惩办的严厉程度也更高。原来中央政府内的工作文化是"根据规则不断寻求共识，而这些规则从来没有人能非常明确地说明"（胡德，2009：76），公务员在工作中主要依靠对该系统内非正式法律条款界定的同僚关系的信任。然而这种运作文化在 20 世纪 60 年代以后发生了很大的改变。大量"外部人"涌入并担任"下一步行动计划"机构的主管职位，降低了自觉遵守规则的合规性意愿，给以不成文规则和神秘语言符号为特征的传统管理文化带来了压力（胡德，2009：81）。因此，英国开始大量制定关于公务员行为规则的法律、法规，以适应新的组织文化的需求。

三、监管国家的进一步扩张

1997 年 5 月工党政府上台，结束了保守党将近 20 年的执政时期。工党政府继续加强监管方面的改革，随着监管的进一步扩张，英国的监管开始呈现新的特征。

（一）政府内部的监管

民营化体现的是转变国家作为提供者的功能，把服务提供交给企业去做，这时国家只专注于作为监管者的作用。在服务没有外包出去的情况下，国家依赖的是"政府内的监管"，这正是工党政府启动的监管改革的特点之一。1999 年布莱尔发布了《现代化政府》白皮书，英国的二次监管改革正式启动。这次改革带来了一个新"产业"：从事监管的机构达 100 多家，雇用了 1 万多名职员，英国纳税人每年要为此支付 20 亿英镑（胡德等，2009：18）。原来中央政府内的工作文化是"根据规则不断寻求共识，而这些规则没人能够非常明确地说明"（胡德等，2009：76），公务员在工作中主要依靠对该系统内非正式法律条款界定的同僚之间的信任。但随着更多的外部人进入中央政府高级职位，传统的合规文化受到削弱，给以不成文规则和神秘语言符号为特征的传统管理文化带来了压力。在这种情况下，加强政府内"廉政"监管成为必要，英国开始大量制定关于公务员行为规范的法律法规，同时设立专员来控制和监督政府，并成立了一些横跨中央政府多个部门的新监管者，或扩张现有的跨中央政府部门的监管权。

（二）审计社会

审计原本用于检查公司会计，使其能真实地呈现企业的财务情况。自20世纪90年代开始，越来越多的个人和组织发现自己受到新的、更密集的会计和审计的监督，对他们的所作所为进行正式的和详细的审查，这带来了"审计社会"。鲍威尔（Power，1999）认为，这是因为一方面我们要求小政府，另一方面，对公共服务的问责性和透明性有更高的要求，前者要求限制国家的监管，后者要求更多的控制机制，结果就是一个依赖国家监管和各种不同的自我监管和审计的混合物。审计成为自我控制体系和国家监管体系之间的必要中介，它评估的是企业的内部控制体系的稳健性。这样一种管控体系关注的是企业控制体系是否遵守程序要求，而不是企业提供给公众的产品或服务质量。鲍威尔认为，审计的爆炸表现的社会的文化特点是更看重技术程序而不是个体专家的判断。每一次监管的失败带来更多的正式化和更多的审计，而不是对失败根源的反思。（Power，1999）审计起到的作用是减少公众的焦虑，或者说为公众带来安慰，它表明在日益缺乏控制的时代公众对控制的期望。

（三）社会性监管的发展

随着集体主义的觉醒和英国权利运动的发展，英国政府开始引导政策向消费者保护倾斜，而不仅仅只关注市场效率。在工作方面，机会平等委员会致力于使人们在工作场所不受性别、年龄、道德歧视，促进平等机会。以种族平等为例，英国出台了《2000年种族关系法》（修正案），将禁止歧视的领域扩大到了几乎所有的公共部门，并且规定部门高层领导对出现的种族歧视问题具有不可推卸的责任。

现代工业社会产生了各种新的风险，这些风险无法预知并且不断变化以致于人们无法有效地保护自我，因此需要政府的介入。疯牛病的爆发是英国的现代监管国家发展中重要的推动因素之一。1997年，英国成立了食品安全改革优化监管工作小组（BRTF），2000年4月建立英国食品标准署（FSA），并以此为核心建立了其他一些机构，如科学技术办公室、优化监管工作组、地方优化监管办公室等。在强化政府的介入如国家通过制定标准来规制风险的同时，也特别强调企业自身对风险进行规制的责任，英国一直认为有效的监管必须依赖企业自身的力量，企业应当有自由决定如何监管自身的风险。

莫仁（Moran, 2001）认为，从以下五个方面来看，一个新型的监管国家正在英国形成：一是国家责任的重新平衡：从落实凯恩斯政策重分配资源的干预式国家，走向不再使用干预来矫正市场失灵的监管型国家。二是官僚体制的重构：从命令和控制并且指挥统一整合的官僚，发展成由去整体、去核心化、彼此协调、相互依存的公共机构。三是由公共所有权控制经济的模式，被监管民营化事业的网络所取代。四是社会经济生活的许多层面，例如：我们所吃的食物、工作的场所条件、办公室或者在路上所使用的机器和工具等，都受到法规控制，也通常是由专业化的独立机构所监管。五是自我监管的转变，过去具有威信的专业自主性机构目前都要受到法令监管，并由特定的监管机构甚至是外部人或外行人所掌管。下面将以英国食品监管署为例介绍其监管国家的扩张。

随着时代的发展，英国的旧管理体制已经无法或不能够处理好食品安全问题，20世纪90年代中期的疯牛病危机更是将旧体制的缺陷暴露无遗。首先，该体制体现出利益冲突和监管俘获，农业部因为要促进食品和农业生产，这使得它无法专注食品安全，这两种角色之间本来就是相互冲突的（Schofield and Shaoul, 2000）。其次，农业部和卫生部之间的横向联系非常弱，而中央层面的政策制定机构和地方层面的执行机构之间的纵向联系其实不存在，而这是 BSE 爆发的一个关键原因（Rothstein, 2003）。其三，决策过程非常封闭。加上监管的失败，带来公众信心的下降（Millstone and van Zwanenburg, 2001）。

在这样的背景下，英国政府重组了整个体制。首先将食品安全责任集中到食品标准署（FSA）。该部门完全独立于其他中央政府机构，全权代表英王履行食品安全执法监管职能。FSA 并不拥有促进食品和农业发展的职能,而只是专注于保护与食品有关的公众健康和消费者利益。FSA 的独立性也减少了政治的干预。此外,该机构以委员会的方式运作,这减少了监管俘获的可能性,并为各种专业经验和技能提供了一个平衡的舞台。同时,职能的碎片化问题也通过将食品标准的设立责任集中到 FSA,以及给予 FSA 监督地方政府和其他机构的执行活动的权力而得以解决。

FSA 本着保护与食品有关的公众健康和消费者利益的宗旨,遵循消费者至上、开放性和参与性、独立性三个指导性原则来进行工作,例如,为了倾听来自不同利益群体的声音,它主办关于转基因食品的会议;为与消费者进行广泛的磋商和咨询,建立了消费者委员会;FSA 的董事会都对外开放,其决策所用的材料都向外公开。FSA 的努力取得了一系列的成效,如全国消费者委员会(NCC)表示对 FSA 的磋商活动的支持;食品业界也开始认同 FSA 将工作重心放在食品链而非农民身上的做法。2002 年 FSA 的一项统计表明,消费者对该机构的信心从 2000 年的 50% 上升到 2002 的 60%(FSA,2002a:110;FSA,2003:120)。来自公众的支持对于一个新组建的机构而言非常重要,FSA 确实得到了这种支持,而这也为它进一步推行其工作打下了良好的基础。

FSA 主要是通过与地方的合作,对食品安全和标准的实施情况进行监督,采用准确和明示的标识支持消费者选择,就食品安全、营养及食用向公众和政府提供咨询。FSA 给自己定下了清晰的六个任务:减少 20% 的食源性疾病;帮助人们改进饮食健康;改进食品的标识;促进食品业内的最佳实践;改进地方对食品法律的执行;赢得消费者的信任(FSA,2000a)。

如绵羊中是否有 BSE 是一个非常有争议的问题。理论上绵羊确实有可能感染 BSE,而且一些绵羊确实和那些感染 BSE 的牛群食用同样的饲料。然而,一直没有科学的证据证实羊群确实有可能感染 BSE(FSA,2002b)。这种情况下,FSA 开始启动公众的参与,以明确是否有需要采取行动来保护公众健康免受羊群中的 BSE 感染。2001 年 FSA 招开了一次利益相关者会议,约有 100 多名利益相关者与会。第二年,FSA 再次举办了一次规模更小的会议,以深入探讨相关的议题。FSA 将两种完全不同的风险评估报告提供给会议,与会者经过深入的讨论,提出了一个方案。该方案被提交给公众进行磋商,在6月份北爱尔兰举行的 FSA 公开董事会上被正式提交讨论。董事会承认科学证据确实不明确,但是基于公开磋商的结果同意颁布一个预防性的禁令(FSA,2002c)。此后,FSA 建议那些含有羊肉的婴儿食品在商品标识中增加原产地信息,提请消费者注意避免食用羊肉和含自然肠衣的香肠,给那些习惯食用老羊肉的穆斯林和加勒比黑人提出特别的建议(FSA,2002c)。

四、监管国家的英国特色及其启示

尽管英国也建立起独立的监管机构,更多地依靠法律法规来对企业进行行为的约束,但是,其监管中非常注意利用该国原有的监管模式和文化,发展出独具英国特色的监管风格。正是因为英国监管体制的这一特点,一些人认为英国的监管体系更有潜力对传统的控制—命令型监管进行替代和改进。

(一)强制性的自我监管

规则的正式化可能带来的风险是以前行之有效的社会规范为正式的法律条文所取代,而后者可能并不如前者有效。为避免这种情况,英国的监管体制强调强制性的自我监管,据称这种监管模式弥补了纯粹的政府监管与纯粹的企业监管的弊端,在这种监管模式下,政府制定一般的标准,企业则发展风险管理体系和规则来确保、监管和评估对政府标准的服从。政府监督企业的自我监管努力,并能够就企业的不服从行为进行处罚。因为监管最终要体现在企业的日常行为中,因此,强制性的自我监管强调企业应当承担起监管的主要责任,但是给予企业更多的灵活性来决定如何来管理风险。政府坚信,监管是每一个工作者每天都应该关心的问题,只有当企业不按照政府设立的某些目标或标准来行事时,政府才需要进行干预。来自政府的这种"干预威胁"往往使自我监管更为有效。同时，因为从业者比政府更知道在哪些方面容易发生玩忽职守的现象，给予企业的自由让他们能够充分运用自己的知识和能力去结合实际设计能够满足一般标准的制度和工作要求。企业对于自己设计出来的规则和制度也更有认同感，更愿意去遵守。监管者只需关注那些不能够或不愿意有效地自我监管的企业。对化工和环境监管的比较研究发现，相较于更为正式的美国和欧洲大陆模式而言，在保证对民众同样的保护效果的前提下，英国模式的成本可能更低；环境领域的服从度和对新公害的反应速度还可能远远高于其他领域（王林生等，2006：167）。

以食品安全为例，1994年肉制品（卫生）法就要求企业进行自我检查以确保"关键点得到识别……并建立起监督和控制这种关键点的方法"。它强制食品企业自行设计和执行恰当的控制手段，而不是依赖监管者和执法机构明确规定，因此，已经体现出强制性自我监管的特点。企业对自己的操作中的可能产生的风险更为了解，也更清楚可以如何控制这些风险。1995年的食品安全法进一步提出进行危害分析的要求。食品企业必须明确其活动中对确保食品安全至关重要的步骤，并必要确保识别、执行、维持和审查安全程序。在命令控制体系下，监管者有义务确保食品企业的服从，发现和处罚不服从行为完全是监管者的责任。这种情况下，食品企业容易形成这样一种心理，即除非有明确的要求，否则行动就不是必须的。而强制性自我监管则将保障食品安全的责任交给企业本身，监管者只需要对企业的服从能力和行为进行评估即可。命令控制式监管对于表面上的不服从行为，如肮脏的场地等可能是适当的，因为这类不服从行为很容易被发现，但对于越来越多地因操作风险如不恰当的时间、温度控制、交叉污染等问题而非物理上的不服从引起的食品安全问题，强制性自我监管的优势就很明显了。1995年之后，英国政府更是大力推广HACCP体系，这一体系在中小企业中的推广碰到问题，但英国政府通过强制性的自我监管让企业自己承担起对食品安全的责任的理念是非常明确的。

（二）合作性的监管态度

良好的监管不仅要有完备的法规，还要有合适、高效的执行机制。

英国非常重视提供法规吸引人们服从的程度（王林生，2006：160）。为让监管得到服从，英国政府非常注重合作，特别是监管者和被监管者之间的合作。如豪金斯对水污染控制的研究强调了法律制度在监管过程中的有限作用，他强调监管者和被监管者之间信任的重要性，认为英国政府的监管在很大程度上取决于与被监管者之间的合作（Hawkins，1984：191-194）。以环境健康官（EHO）为例，他们并不把法律的执行直接理解为采取法律行动，而是广泛采用一系列非正式的执行手段，如教育、建议、劝说和协商。确保遵从是监管的目的，既包括纠正现有问题，更重要的是预防。因此，在服从有问题且有合理理由的情况下，劝说、协商和教育成为主要的执行手段。相应的，服从并不必然被看作是直接可实现的，而是被看作是一个长远的目标。正式的法律手段，特别是起诉，只被看作是最后的救济。事实上，法律手段的重要性正体现在它的威胁以及可能性上，而不是真正的采纳。

另一方面，因为英国是由地方政府掌握实际的监管执行权，监管人员对地方的人事都非常熟悉，他们担心采取正式的处罚措施会给他们的工作关系以及给他们与被监管者及其家庭的社会关系带来不利影响，因此，更倾向于采取合作的监管态度。他们认为自己是和善良的、值得尊敬的人打交道，这些人需要的只是教育和建议。但是近年来随着一系列食品安全事件的冲击，英国在2002年以后进行了一系列改革，特别是中央层面对食品安全和卫生的干预增强。再加上地方监管不可避免地存在着不同的执行方式，因而执法的严格程度也会不同，这造成了一定的混乱，因此，监管完全由地方控制的局面开始改变。如中央政府也设有两个专门的执行机构——杀虫剂安全指导委员会和兽药指导委员会，负责执行欧盟对残留的监管计划（秦富等，2003：108）。中央的介入可以部分解释为什么近年来诉诸正式执行手段的情况越来越多（Black，1971）。

《执行协议》的通过很好地体现了英国监管者和被监管者之间的合作。该协议是在企业代表、志愿性组织、监管部门和消费者集团的积极参与下共同制定的。它并不是一个法定准则，而是描述企业和其他组织对监管者的期望，强调防患于未然的原则，引导企业遵守监管。中央和地方政府的监管者承诺自愿遵守协议和程序。《执行协议》为监管机构的行为制定了六个原则：服务标准化、公开化、语言简明化、具有帮助性、公开和定期的投诉程序。协议还确定了意见交流和行为的程序，接受协议的执行机构承诺制订出行动计划，对他们的程序和人员培训进行必要的改革，以保证与协议相一致。接受协议的机构还被要求每年提供报告，将自己的行为与协议进行对照。（王林生，2006：159）

这种合作还体现在民间力量的参与上。英国政府相信，民间力量本身有对抗不当行为的手段，即通过不与犯错者合作来对之进行惩罚。这些民间力量可以是企业的雇员或专业咨询者，它们有自主权和权力来反对违规行为。事实上，英国甚至通过立法来强化这些民间力量的自主性。比如，保护他们不会因为对企业违规行为的揭发而遭解雇。（王林生，2006：139）

为促进公众的参与，让公众知情就显得尤其重要，只有在知情的情况下参与才会更有实质意义。在食品管理执行标准框架协议下，食品标准署汇集所有地方当局执法活动和业绩的资料，并发布"全国食品控制状况"年度报告。事实上，地方当局制定的执行工作优先顺序计划、食品标准署对地方当局的年度审计计划，对每个机构的工作业绩报告、地方当局向食品标准署提交的季度和年度工作报告等都向公民公开，消费者可以通过这些报告来了解监管机构的执行情况。食品标准署的主席布拉布斯认为："现在消费者第一次可以了解地方当局在食品安全方面的控制程度，这项协议在食品标准署和地方当局之间建立了新的合作关系，通过保障有效的执法以及监管地方食品安全和标准，来保护食品消费者的健康和利益。"（秦富等，2003：109）

英国的食品安全保障体系以维护消费者的利益为中心，管理机构在政策制定过程中非常注意充分征求消费者的意见。如食品标准署在2000年5月在伯明翰举办公众论坛。另外，还针对一些特殊群体，包括低收入者、失业者和老年人群，探索征求他们意见的多种渠道。还通过每年一次的消费者态度调查来了解公众关心的问题。值得一提的是磋商在英国政府监管中的运用。1998年6月政府发布《怎样进行磋商文件的写作——对中央政府的指导》。2000年政府又出台一揽子措施以改进公共磋商，规定进行一项磋商的最短时间为12个星期。磋商是监管影响评估程序的一个组成部分,政策制定者和管理者在准备监管影响评估的初始阶段就要与重要的风险承担者进行磋商,尤其强调要与中小企业以及为中小企业服务的部门进行磋商。这样使得潜在利益相关的呼声能够较早地被政策制定者听到。"关注和评论程序"更是要求各部门提前公布监管提案,而且在网站上列出所有未完成和已经完成的重要磋商。之后网站还会提供反馈意见的概要和与各磋商文件的链接。如果有利益相关方要求就其感兴趣的领域进行磋商,可以以电子邮件的方式发出通知,并附有即将开展的磋商的清单,以便通知接受者可以提前准备意见,方便政府部门协调磋商安排。

(三) 减少对中小企业的负担

英国人一直认为国家有义务保护经济体系中的弱势行动者,因此对中小企业的关注一直是英国监管工作的重心。"先考虑小的"是英国规制的一项基本原则,它反映出这样一种关注:过度规制对小企业的危害最大。早在工业革命时期,尽管自由放任主义被奉为圭臬,但是小企业一直被看作是经济增长的主动因,因此早期的积极产业政策也体现为为小企业提供各种形式的保护政策。

> 小规模企业的创业精神不只是经济进取的源泉,而且还能在市场和技术专家的塑造下推动集体经济目标的实现。在英国的经济思想中,众多的、自由地追求自身利益的经济行动者是实现经济增长所需要的全部条件。(道宾,2008:132)

英国人相信,大量的小企业家能够不受政治和大型垄断企业的干预而自由地竞争才是自由市场的本质。随着 80 年代以来私有化的推动,监管者日益认识到小企业现在正承担着与其规模极不协调的行政负担。以食品安全为例,HACCP(危害分析和关键点控制)的应用使企业自己管理自己的风险,监管者只需关注那些最差的违法者。它假定企业有能力评估和管理风险,这对于小企业而言却是非常不现实的。中小企业很少有动力去根据 HACCP 建立一个全新的管理体系,而且他们往往相信自己的食品是安全的（OECD，2002）。中小企业对监管法律和国家监管体系的了解往往很少，而且这些企业往往没有加入贸易或商业协会，无法得到关于食品安全和卫生事务的新知识，他们也雇佣不起咨询师，更依赖国家监管体系来进行教育和建议。比如，为帮助中小企业运用 HACCP 体系，政府专门为中小企业提供免费的、针对他们的 HACCP 培训，在为期两天的培训后安排一对一的长达 8 小时的咨询（Taylor，1998）。尽管如此，HACCP 仍只是作为一种建议，而不是强制性的要求。更有意思的是，因为中小企业往往能够从政府中获得直接的指引，这甚至使得一些中小企业过于依赖政府，以至于它们将食品安全的责任推给政府，认为除了政府的指令外，它们无需做任何其他的事情，因此不应该对未向他们明示的不当行为承担责任。

1997 年，"减少政府干预工作组"被更名为"良好监管工作组"，工作重点从减少监管转向良好监管，并且更加关注中小企业。1998 年 11 月，英国政府有关部门在网上开通了名为"企业直通政府"的主页，在网上提供企业监管指导与各种报表，指导企业行为，使得绝大多数的中小企业可以通过该网页更加迅捷地办理完成政府要求的相关审批监管手续，大大提高了效率。2000 年更是专门成立"中小企业服务部"，该组织的任务在于为小企业在政府里反映他们的意见和态度，使得政府对小企业的支持更加简单化并提高支持的水平和支持的一致性；指导小企业如何应对政府监管并确保小企业的利益在尽可能早的时候得到适当的考虑。（秦富等，2003：163）同年 10 月起，如果政府提案影响到小企业，必须与中小企业服务部进行磋商，目的是保证规制影响评估对小企业的关注（王林生，2006：173）。2001 年英国提出"小企业优先考虑"原则，此原则要求，政府的各个部门在采取措施和实施监管时，必须对小企业给予特殊考虑。同年，英国的工资表系统改革因被质疑增加中小企业负担，受到诸多非议，英国政府迅速反应，对该系统进行审查，并将其作为政府下一阶段工作的重点，表明了英国政府对中小企业的重视程度。汉普顿调查就特别关注小企业问题，提出在地方层面有"过度检查"的问题，并建议所有的监管活动必须基于明确、全面的风险评估，努力减少对企业的监管负担，促进更有效的监管检查和执行途径。该调查提出，检查应该减少，同时应当更多地通过提建议来增加企业的遵从（Taylor，1998）。

除此之外，英国政府还在财税、融资信用担保、人力资本投入、商业运作法律环境等方面针对中小企业采取了多项重要的措施，以支持和帮助中小企业发展。诸多措施中最突出的当属英国的税收优惠政策。为了帮助中小企业降低成本和负担，从20世纪80年代开始，英国政府开始免除中小企业的投资收入税和国民保险附加税。1997年爆发的亚洲经济危机，不仅动摇了亚洲的经济发展基础，也对欧美国家带来了巨大的负面影响，英国也在劫难逃。中小企业由于其自身的局限性，面临更大的发展瓶颈。因此，英国政府于1999年3月公布的下一年度预算中，削减了中小企业10%的税额。此外，英国政府还通过减少中小企业公司所得税和提高所得税起征点等方式进一步减轻中小企业的财税负担。这些举措在鼓励中小企业自身发展以及充分发挥中小企业带动地方经济发展等方面起着积极的推动作用。

第八章 破解监管困局

> 确保产品质量,特别是食品安全,决不能以牺牲人民的健康和生命换取企业的发展。
>
> ——温家宝总理 2008 年 9 月 20 日
> 在全党深入学习实践科学发展观活动动员大会上的讲话

正如美国进步时代的改革所显示的,在国家发展的过程中,可能会出现这样一种僵局,其中确定国家运作的基本制度安排不再适合维持秩序的任务,现职官员的集体权力计算更多的是妨碍而不是促进统一的国家行动。在这种情况下,要使国家的控制成为正当的,就必须重构国家机器内的官员权力基础,重新界定政府运作的常规模式(Skowronek,1982:13)。在新兴知识分子的推动之下,美国进步时代的改革从"修补式"走向权力基础的重构,从而引导着改革走向良性的发展路径,使得每一次重大的危机都引发了一次重要的国家建构努力,引导着行政国家的不断发展和完善。在中国,有限准入的市场理念使监管者将发证看作是监管的主要途径,发证代表着利润,抽检代表着罚款,监管机构之间的权力纷争非常激烈,这也引起监管机构的频繁调整。同时,市场准入的控制构成监管者的工作重心,监管者将大量精力投放于围堵无证生产经营活动,获得许可进入市场的厂商缺乏有效监管,再加上低端市场的广泛存在,诱发厂商的机会主义行为,监管者陷入"管不胜管、防不胜防"的困局。

从目前的监管改革来看，政府试图通过不断地增减职能或撤并机构解决问题，尽管在某种程度上回应了群众的需求，但这种改革充其量只是一种修补，甚至沦为部门权力和利益争夺的工具。破解中国食品安全监管的困局，绝不仅仅只是机构改革与职能调整的问题，更承载着重组国家与市场关系乃至现代国家建构的重要使命。笔者认为，要实现从修补走向重构，走出监管困局，我国政府需从以下方面着力：从政府与市场的关系上来看，需要打破有限准入的理念，走向开放准入的政府与市场关系。其次，良好运作的政府市场关系有赖一个健康的社会，因此，引入公民的参与，充权于公民，是监管型国家建构的第二要义。在这之后才是监管能力的发展，需通过伸出监管之手、强化监管之手和约束监管之手三个方面来促进政府的监管能力建构。

一、走向开放准入

正如本书一再强调的，破解监管困局从根本上意味着重构政府和市场的关系。我们借用诺斯等人最新发展出来的一种解释人类历史的框架来理解政府和市场关系的本质。

（一）有限准入社会及其转型

诺斯等人（诺斯、沃利斯、温加斯特，2007）提出人类历史上有三种不同的社会秩序，即原始秩序、有限准入秩序和开放准入秩序，维系社会秩序的核心在于让强有力的个人愿意保持和平而不诉诸武力去争夺权力。控制个人的暴力倾向而维持社会秩序的自然做法是对有价值的资源和经济功能的进入进行限制，以产生租金，并将租金在那些可能使用暴力来颠覆现秩序的人中进行分配，这种秩序被称为有限准入秩序。有限准入秩序下，那些有可能使用暴力的群体组织成为执政联盟，控制经济以创造租金来拉拢可能挑战当权者的人。只有精英群体才能够拥有或控制有价值的资源或活动。

有限准入社会和开放准入社会的主要差异在于从人格化交易转向非

人格化交易。为此，诺斯等（North，Wallis and Weingast，2007）分析了从有限准入向开放准入的转型，认为成功的转型条件之一是成熟的有限准入社会能够发展出一些制度安排，从而促进精英之间的非人格交换。当主导联盟发现扩展非人格交换符合精英的利益时，就在边际上增加准入。进入转型门槛的社会，其经济和政体的某些领域在边际上更加开放，而制高点的准入仍受到限制。转折点发生在一个维度的开放准入给其他维度的制高点施加足够大的压力，从而使之放开准入。当到达这一转折点时，主导联盟发现精英间的竞争比精英间的合作更能确保租金的永续性。在这样的情况下，精英们愿意将自己的身份视为公民而非国王、公爵、诸侯，一些迅速和根本的变迁使得"精英内的开放准入"得以制度化。而一旦精英创设出一些将精英视为公民且所有公民被看作是平等的而且同等享有权利的政治、经济和法律制度时，再将这些权利向社会的其他部分开放就相对容易了。

本书的讨论表明，中国并未建立起美国式的与大型企业相对抗的独立监管机构。尽管改革者的初衷可能是建立美国式的独立的监管机构，但是新成立的监管机构并未能摆脱旧的管理理念，甚至将监管对象看作是自己食物链的下家。这种监管通过发证进行准入控制，以抽检来创造收入，体现出典型的"有限准入"的监管理念：进入市场需要得到监管者的首肯，租金引起诸多监管部门的争夺，从而导致市场的进入壁垒越设越多。在监管责任日益严苛的情况下，监管部门开始放弃显性壁垒而转向"隐性"壁垒，通过抽检等惩罚性手段来对付那些没有得到自己首肯而在市场中的盈利者。从这个意义上，我们可以进一步发展有限准入的理论。有限准入的租金来自于对资源和功能的准入限制，只有精英才能够拥有这些资源和功能，并组建组织。可以依精英挑战当权者能力的大小而分为几个不同的层次，能力越强的拥有越多的资源和功能，弱一些的次之，要想在有限准入社会中获取生存的资源，必须通过各种庇护网与这些精英联系起来。因此，这些精英一方面拥有资源和功能的准入权，而精英还可以将这种准入权在自己的庇护网络中进行分发，从而换取租金。这种分发的过程也是一种逐渐开放对市场准入的过程。这样，我们可以借鉴施莱弗（Shleifer，2005）提出的几种腐败网络来理解有限准入向开放准入社会的转型。

(二) 转型的三种模式

诺斯等人看到的是精英对于维系社会秩序的重要性。事实上,精英除了垄断租金以外,还通过自己的庇护网发放进入市场的许可,从而逐渐开放对市场的准入。这使得经济体的准入逐渐惠及精英之外的普通公民,经济体的开放程度逐渐加大。施莱弗(Shleifer,2005)将腐败界定为政府官员售卖政府资产以获得个人收益,人们需要的不是政府官员售卖的这些物品本身,而是其掌控的从事经济活动的权力。对有限准入社会而言,这种腐败即是上文所说精英对准入权的发放。施莱弗提出三种不同的开放准入的网络。一种是垄断型,即人们要获得从事某种经济活动的权利,只需向一个机构行贿,而一旦贿金得到支付,行贿者就对他所购买的政府服务享有充分的产权。这并不意味着贿金完全由这一个机构或精英所拥有,可能的情况是,该机构或精英获得贿金后在相关部门或精英间进行分配。

施莱弗(Shleifer,2005)提出,现实生活中还有更复杂的购买准入形式。行贿人所需要的服务由若干政府部门提供,这些政府部门之间彼此独立行动,分别设定自己的标准,以使自己的部门利益最大化。这种情况下,行贿人需要分别向不同的部门交纳贿金,向一个部门交纳贿金并不能保证另一个部门放行。行贿人支付贿金后并未能获得其项目的完全产权。最糟糕的情况是,设立门槛的权力是完全自由的,任何精英都能够通过创设法律规章来使自己成为额外的准入许可的把关者。在这种情况下,租金将上升到无限,而政府服务的销售能带来的利益则降为零。这种形式我们姑且称之为分段式结构,各个关卡之间的关系是相互独立的,必须要通过所有的关卡才能获得完全的产权。

第三种情况则是,每一种政府服务至少由两种机构提供。比如,在美国护照或驾照的发放。每个公民之所以不需支付贿金就能够获得护照或驾照,施莱弗认为,原因在于提供这种政府服务的机构彼此之间是竞争的,如果官员向公民要求贿金,那么公民可以到其他城市或其他机构去申请。因为机构之间的共谋是很困难的,所以供应者之间的竞争会将腐败的租金水平趋赶至零。比如，如果在一个小城里控制建筑许可的政府官员索要贿金，另一个人会以更低的价格向公众提供同样的服务，这种情况下，索贿的官员就会被揭发。竞争的威胁将会令腐败趋于零。我们将这种形式称为并列式或竞争式结构。

施莱弗（Shleifer，2005）指出，第三种情况下的贿金是最少的，第一种情况下次之，最糟糕的是第二种情况。而收取的总贿金中，第一种情况下最高，各垄断供应者进行共谋，以将贿金收入最大化。互补式结构下每个精英都独立设立自己的贿赂水平，考虑自己利益的最大化，对于通过交纳租金寻求市场机会的人而言，租金可能过高，而超过了他通过贿赂获取市场准入权后能够在市场中获得的利润，因此放弃了这一市场机会。这样精英之间最终彼此伤害，来自腐败的总收入因而减少，整个社会也因为没有充分利用市场机会而使整体福利受到损失。

从这个角度看，我国目前的监管改革将重心放在对监管机构的调整、撤并上，事实上是在对租金的设立方式进行调整。之前每个部门，包括行业主管、卫生、工商、经贸委、城管等都能够设立准入门槛，生产经营者不知道到底需要经过多少个关卡，任何一个部门都可以拿出理由和依据来对生产经营者的资格进行否定。①

我国当前整合监管机构的努力事实上是想明确有权设立门槛的部门，通过严格限定有资格设立关卡的机构，减少生产经营者的成本。从这个意义上讲，通过将设置关卡的权限由开放转向有限，这是一大进步，投资者很清楚需要通过几大关卡，而不会有额外的关卡出现。图8-1展示了分段式监管的情形。然而这样一种分段式关卡给投资者带来的成本仍然过高，因此，为获取租金的最大化，设立关卡的精英之间需要达成共谋。事实上，那种认为食品安全应当交由一个部门来管，多头管理导致争夺权利和推诿责任，因此只有交由一个部门来管才能实现权责一致，才是解决食品安全问题的根本之道的观点，正是主张从互补式"有限准

---

① 例如2001年河南郑州的郑荣馒头事件上，因发证的巨大利益，在几大监管部门之外，基层政府也成立所谓馒头办发放许可证。市政府馒头办将办证权收上来，引起区政府的强烈不满，区政府于是对在其区内销售的郑荣馒头进行检查，发现其小包装上未标明生产日期，于是对之进行罚款，引发两办在街上大打出手。

入"转向垄断式"有限准入"结构。在这样的思路下,国家一直尝试组

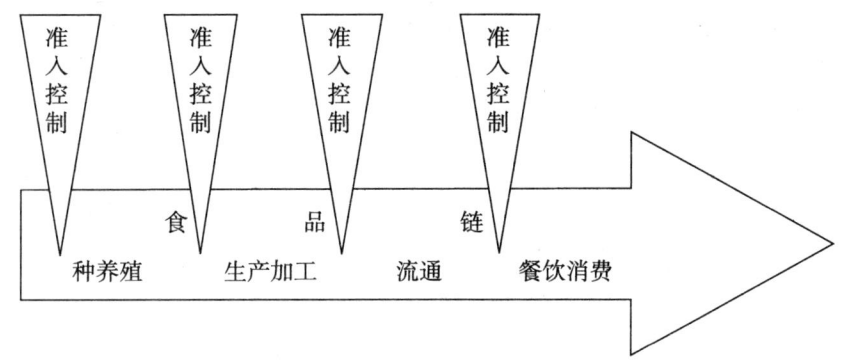

图 8-1 分段监管模式

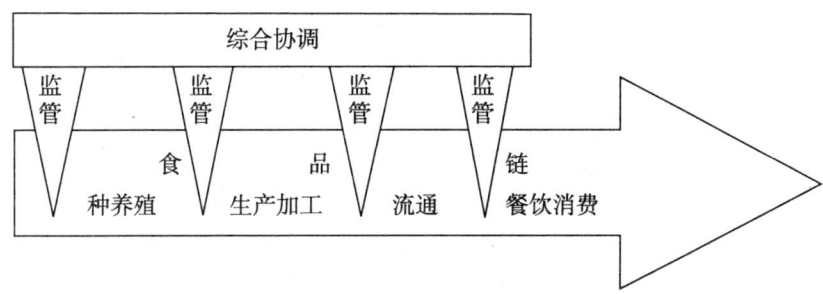

图 8-2 垄断监管模式

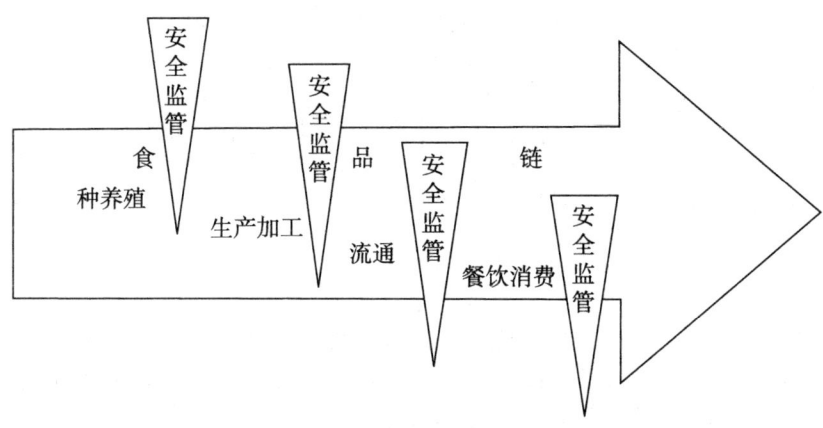

图 8-3 竞争监管模式

建一个综合协调性机构来打破困局，如图 8-2 所示。但正如国家食品药品监督管理局的实例所表明的，新成立的监管机构没有能力与官僚组织中的现势集团形成抗衡，带来的局面是即使成立了新的监管机构，但权威非常有限，原监管部门仍然能够产生影响，这样，新监管机构的成立就只是为原本已经复杂的监管市场新增一道关卡而已。关卡的增多没有构成多一层的保障，反而造成更多的寻租空间，给企业增添更多的成本，而企业要盈利，必然进一步寻求一切可能减少成本的方法，从而可能进一步恶化食品安全状况。即使新的综合协调部门能够真正起到综合协调的作用，这样的改革也只是一种次优选择。原因在于，对于作为消费者的公民而言，垄断式监管努力实现的是市场利润的最大化，却不一定是给予公民保护的最大化。垄断式监管之下精英之间构成共谋，相比分段式结构下缺乏共谋的情况，对精英的约束和监督更少。分段式结构下各监管机构因为缺乏共谋而使他们有动力去彼此揭发，这能够在一定程度上减少对监管机构的监督成本。因此，走向垄断式监管必须要解决的前提条件是对监管权力的监督问题。否则，分段式监管将比垄断式监管更有利于减少腐败。

（三）通过监管机构之间的竞争走向开放准入

前文对监管结构的分析中，关注的只是精英以及希望获取准入权的非精英。在食品安全监管中，我们还需要考虑的身份是作为消费者的公民。公民不仅仅只是可能的投资者，希望获得仅属于精英阶层的市场"准入"权，他们更是食品的消费者，希望获得安全的食品。这一点，对于精英也同样适用，精英不仅仅只是掌握有市场准入权的人，他们也是食品的消费者。这正体现出风险的普遍性这一特点，没有一个人能置身于潜在的风险之外。我们最多只能区分出对风险更为脆弱的阶层，而不能够识别出一个不受风险影响的阶层。我们没有办法去一个外部世界中避难，风险带来的是一个只能共同分享的世界，一个没有"外部"、没有"出口"、没有"他者"的世界（贝克等，2010）。因此，监管涉及所有人的利益，无论是掌权者还是规制者都无法置身事外，即使是那些暂时看来还没有受到风险太大影响的人群而言，危害最终也会通过"回力棒"

回到自身（贝克2003：41）。

当我们考虑到食品安全将社会中所有的人，无论精英还是希望进入市场的公民或是作为消费者的公民的命运绑到一起后，就可以借用奥尔森的逻辑来理解从有限准入向开放准入的转型。对于掌握经济市场准入权的精英而言，在食品安全问题上与社会拥有了共容利益（奥尔森，2005）。精英们需要权衡的是，因为严格的食品安全控制而对经济活力带来的影响，从而对精英利益的损害相比较因为较松散的食品安全控制带来的健康影响。只要精英和普通民众面对同样的食品，这个问题的答案就显而易见。因此，向开放准入社会的转型意味着精英们在食品消费上的特权逐渐普及或者消失。正如贝克（2003：43）所言，尽管财富可以在一定程度上购买安全和免除风险的特权，但是享有这种特权的阶级最多是一个还没有被影响到的阶级，阶级界线在我们都呼吸的空气面前迟早会消失。个别人在食品消费上的特权迟早会消失，要么普及起来成为每个公民都能够享有的、无差别的权利，要么就是更为糟糕的状况，即所有人都只能被迫接受更差的食品，因为已经没有办法去生产和提供优质的食品了。

有人会质疑，如果放开食品市场的准入门槛，那么公众受到的最后一层保护不也消失了吗？事实上，开放准入并非指完全放开食品市场的准入门槛，而是指改变通过控制市场进入来分享租金的理念和做法。监管的目的是公众的健康，而不是控制市场。而且，对于食品这类人类生存需要大量使用的消费品，要控制每一种食品的市场准入也是不现实的。不可能对每一种投放到市场中的食品进行审批后才放行，监管者的工作重心也不应集中于对准入的控制。2002年经济学季刊就发表过一些学者对世界上85个国家的企业准入控制的研究，研究结果显示，对准入进行更严格控制的国家往往有更高的腐败和更大的地下经济，但是商品的质量并不因此而更高（Djankov, La Porta, Lopez-De-Silanes and Shleifer, 2002）。监管者的重心应该集中于对质量的关注，比如，在猪肉安全上，如果进行集中屠宰，那么监管者的精力就不应该投放到围堵"私屠滥宰"，而是保证集中屠宰后上市的猪肉的质量。如果出于保护公众健康的考虑确实需要通过许可的方式来保证进入市场的食品的安全，比如婴儿奶粉,那就应当将精力用于保证获得许可的厂商的食品质量,为得到政府许可的食品提供"合乎常理的"质量保障。

更进一步,如果基于足够正当的公共利益理由,使得市场准入的控制成为必要,那么监管的结构设置上也应当考虑并列式竞争结构,而非垄断式或分段式监管结构。正如诺斯等人所发现的,精英之间的竞争比其合作(共谋)更能推动权利的普及(诺斯、沃利斯、温加斯特,2007)。事实上,这种竞争在施莱弗所提的并列式竞争结构中得到充分体现:每一个监管机构都拥有完全的决定权,申请人可以选择向任何一个监管机构进行申请,只要任何一个机构许可,申请人就可获得进行项目的完全产权。在竞争式结构下,申请人会选择申请成本最低的监管机构,从而使得收取额外租金的机会减为零。对于那些需要政府就准入资格进行审核的经济行为,可以考虑设置竞争性监管机构来减少腐败。监管机构之间的竞争可以减少对监管机构的监督成本,降低精英所能享有的特权。而监管机构也会发现,放开准入对于确保租金的永续性更为有利,这将构成走向开放准入社会的启动之伐。

就我国当前的食品监管格局来看,开放准入的实现可以通过监管机构之间的竞争来实现。如图8-3所示,在竞争监管模式下,各监管部门都介入食品安全监管,但并非如原分段监管模式之下只负责食品市场的某一个环节或某一段,以至于将整个食品市场人为割裂,从而带来大量的监管漏洞和隐患。竞争性监管模式下,每个监管部门仍构成一大重要关卡,牢牢把住食品安全的大门,但是此时关卡彼此之间是一种竞争性的关系,即大家都对食品的安全负责任,而不是只对某一个环节负责任。监管仍依环节进行,即在食品经过市场链条时,如果进入种养殖环节,则由农业部门对其质量进行监控;而进入生产加工环节后,由质监部门对质量进行监控;进入流通环节,由工商部门进行监控;进入餐饮消费环节,由食品药品监督管理局进行监控。这种监管模式与分段监管的差别在于,每个监管部门不是只管食品的某一具体环节,而是管进入到该环节后食品的质量。在分段监管模式之下,监管部门可能看见小作坊的食品有问题,而不能或不愿去监管,因为根据自己的职能是可以不管或者没有依据去管。各部门只扫自己门前雪,而无需管其他部门的事情,可能明明知道该食品存在安全隐患，但可能因为不在自己的职能范围或自己无需承担责任而不去理睬。结果就是各部门只管自己的那一段，但食品质量仍无保障。在竞争监管模式之下，监管部门的重心在食品，而不在环节。只要食品进入到该监管部门的监管环节来，那么监管部门就必须对食品质量进行监控，并承担责任。比如，对质监部门面言，只要食品进入到生产加工环节，就必须关注食品的质量，无论有毒害成分是在养殖还是生产加工环节添加，质监需要保障从生产加工环节流出的食品达到"合乎常理"的安全保障。而食品流通到市场上后，则由工商部门把关，无论有毒害物是否是在流通过程中添加的。这样，各监管部门之间构成竞争性的关系，种养殖环节未能把住的安全关，到了生产加工环节还有另一个监管部门把关，而且被另外的监管部门查出来而不是自己监管出来将会影响机构的政治声誉，所以监管部门将会被激励去更好地履行自己的职能。因此，食品安全监管中，需要鼓励"狗咬耗子"的管闲事，只有这样，各监管机构才能构建起层层食品安全大网，从而为消费者提供更为全面的保障。

二、促进公众的参与

从本质上看，政府监管是干预个人选择的过程，因此，在理顺政府与市场关系之外，还有必要促进公众的参与，发展和发挥公众的力量。公众参与可以帮助减少政策的错误，赋予监管及其结果以民主的正当性，增加一般公众对于风险的知识，增加公众对监管正当性的信心。

（一）通过与公众的沟通重建公众的信任

促进公众的参与，首先在于与公众进行沟通。通过沟通，可以提高政府行为的可信性和正当性，使政府的决策更容易被利益相关方接受。在食品安全监管中，与公众沟通的重要性还体现为纯粹科学的分析并不能为处理食品安全问题提供完全的基础。一方面，科学分析只能就目前已知的食品风险进行评估，但有些风险可能在当前的认知水平下无法被识别出来，但它仍然可能是一种巨大的风险。因此，即使是在风险评估这个最强调科学性的环节，科学也不是唯一重要的因素，与公众就风险进行沟通能够对技术冒险加以控制。技术创新的过程同时也是技术冒险的过程，不加适当控制的冒险更是一种以人类整体利益为赌注的巨大赌博，它可能给社会和生活于其中的个人造成难以弥补的戕害，引发新的恐慌。因此，风险愈少为公众所知，愈多的风险就会被制造出来（贝克，2004：185）。只有公众了解科学的发展所隐含的可能的灾难，才能有必要的道德发展来防止科学技术的滥用，公众才会支持要求消除和防止危险的决定。风险沟通的重要性还体现在通过沟通能够明确风险是不可能完全避免的，因此，没有绝对的安全。不同的社会对风险的容忍程度是各不相同的（Douglas and Wildavsky，1982：8）。不同国家可以用来应对风险的资源、技术、制度能力都各不相同，这直接影响着风险如何被监管、对风险重要性的认知以及对风险的排序。通过风险沟通了解公众所能够容忍和接受的风险程度，甚至影响公众对风险的认知，从而为监管机构减少不必要的压力。

在监管环节，与公众的沟通更加重要。一方面，监管活动要耗费公共资源，监管直接影响到公众的福利，甚至有些人会直接成为监管的对象，要为此付出成本，这些都是公众参与的理由。另一方面，现代社会的科学知识已经丧失了权威性而呈现多元化发展，科学已经不再是"中立"、"权威化"的化身，科学家就许多议题争议不止，支持不同政策的证据都能够搜集到。因此，哪些知识会对最终决策产生影响，要经过权衡。在对食品安全的监管过程中，上述的各种权衡过程，都不应该是封闭的，而是应该充分地与公众进行沟通和对话，借此重建政府与公众之间、公众与专家之间的信任。

（二）通过公共辩论达成改革的共识

随着利益群体的迅速转变，我国政府的监管理念处于不断地变动之中，或支持建立类似于美国的强大公正的监管体系、或试图利用监管维持稳定但有限的竞争以培育强大的工业、或为保护在位者的利益而反对监管，各种声音都存在于现实的监管环境中。也正是因为对政府与市场关系缺乏一个清晰的认识，导致改革缺乏整体性和系统性。目前关于食品的政策框架太过零散和有限,每个部门都局限于自身的利益而没有一个能够统领各部门以人类健康和食品安全的大局来考虑食品监管的思路,这使得公共政策框架仍以"生产"为导向,而鲜有从"健康"角度进行的系统思考。"单打独斗是应付不了(目前食品安全领域的)这种挑战的。必须有一种新的整合性、全局性的公共健康视野,将这些离散的政策领域连接起来,从食品的生产到消费的管理到食物的健康性方面进行连续性思维。只有在一体化的政策选择下,才可能使未来的食品经济能够有效地向普罗大众提供食品"(Lang and Heasman, 2004)。这种新的、整合性的公共健康视野,必须依赖于有公民充分参与的公共讨论。

纵观我国目前围绕食品安全问题进行的各种讨论,在"政府责任还是企业责任"、"哪一级政府管"、"哪一个机构管"以及"如何监管"等问题上,始终没有达成共识。这些讨论仍过多地为部门利益甚至是利益群体所主导,公民的声音依然非常微弱。公民的声音即使有,也往往是一些专家和政治家以公民代言人的身份发出的。这样一种讨论的重心更多地集中在对于世界上其他国家食品监管模式的学习和借鉴上,而鲜有对中国自己的市场特点的关注。正如美国进步时代食品监管改革启发我们的,从危机中不断改革和调整适应的精神,通过妥协而集聚足够的改革力量的精神,打破理想主义,以开放的心态和理性的协商谋求共识的精神,是进步时代最为珍贵的遗产(刘亚平,2008)。如本书开篇所言,如何在鼓励经济主体自由发展的同时对干扰市场运作的力量施加必要的控制,而又不回归于计划经济时代对企业的指令性控制,这是转型中国面临的重大挑战。中国必须找到适合自己的市场与政府之间微妙的均衡点,而这一均衡点必须也只能立足于中国自己的国情来寻找。

这种整合的思路和共识的产生,有赖于各级政府以及各监管部门、食品企业、消费者以及专业人士之间的开放性对话。社会不同利益、团体的声音都应当得到重视,从而形成各种不同甚至敌对的观点之间有真正开放的辩论。通过各利益相关者的充分互动,经过不断对话、价值分享而形成,它绝不是个人自我利益的加总。个人不仅仅是一群被带来一起谈话的理性自利的个体,而是随着自己的参与而与他人彼此接触,不带任何既有的观念,持续地、全面地倾听各方面的意见,它要求的是一定程度的"移情"能力，每一方可以理解其他参与者的愿望和需要，从自己之外的角度思考问题。在此基础上促进相互理解，从而达成共识。只有在这样的背景下形成的关于监管的标准才能得到被监管者的自愿服从，只有这样形成的监管议程安排才能将有限的监管资源用于最重要的事项上，才能得到公众的认同与支持。事实上，复杂情景下的有效监管取决于培育起被监管者自愿服从的规范，取决于监管者和被监管者之间持续的对话（Ian and Braithwaite，1992：102）。

（三）通过风险教育提升公众的能力

除了强调公众的参与以外，在全球化时代的今天还需要强调对普通公民的风险教育。通过风险教育使政府相助与公民自助结合起来，让公民有能力主动承担起对自己身体健康和饮食安全的责任。这种风险教育首先包括合理饮食结构的建议、对安全食品的简易识别方法、健康饮食习惯的宣传等。英国学者威尔逊甚至认为，与食品欺诈作斗争，最好的办法就是用可靠的知识武装头脑，对真品了如指掌（威尔逊，2010：266）。尽管消费者拥有大量的选择，但他们往往并不拥有充分的信息，不知道他们在选择的是什么。因此，通过风险教育加强公众的选择能力，充权于公众，也是食品监管改革的要义之所在。这种风险教育也包括增强公民的食品风险意识，提升危机状态下的自我救助能力。面对现代社会的各种风险，如果当事人不知所措、紧张慌乱，可能使小事端变成大的动荡，因此，风险自救能力甚至应该是现代公民的基本生存技能，甚至应当纳入到素质教育之中，就像日本从幼儿园就开始给儿童进行地震等危机情况下的自救游戏一样。威尔逊更是建议进行教育系统的全面改革，使更多有关食品的实用技能成为各个年龄段人的必修课（威尔逊，2010：267）。

目前在风险教育上政府的意识仍然不强，更关心的是对政府工作的宣传。2010年3月25日某市政府门户网站搞了一个"农产品质量安全监管"的在线访谈，整个访谈几乎都是政府职能部门在对自己的工作进行宣传，或者是对作为生产经营者的网友进行政府监管程序的介绍，而鲜有利用这一机会对公众进行相关的风险教育。有意思的是，其中有网友问，当食用新鲜蔬菜后，出现头晕、呕吐等症状而又怀疑为残留农药中毒时，该怎么办？给予的回答是建议立即到医院进行检查、治疗。① 当然，该在线访谈活动已经是在努力与公众进行沟通，这一点值得肯定。但我们更希望的是政府能够更多地利用这种机会对公众进行相关的风险教育，比如，在就诊前应当采取什么样的紧急措施，对其他公众而言，应当汲取一些什么样的教训，为避免危害的扩散，作为公民应当还要做些什么，也许是更重要的，可以依赖政府做些什么，等等。无论如何，作为监管者，或者作为政府的代表，在"农产品质量安全监管"这样的访谈节目中都不应该给予提问者这样几个简单、绝对正确但毫无意义的字将其打发。

（四）通过公众参与分担食品安全责任

公众参与的重要性不仅仅体现在使得建立在专家分析基础上的食品风险评估和建立在政治考虑基础上的食品安全监管合法化，使人们在公共领域的讨论过程中更清楚地掌握问题的风险本质，将决策的基础扩散到社会共识，以社会理性能接受风险的程度为政策依据，更体现在将监管责任分散化。集中的权力必然伴生的是集中的责任。面临现代社会的风险，政府显然没有能力单靠一己之力来应对。在这种情况下，通过风险沟通来进行责任的扩散，让公民自己进行选择，并为自己的选择承担风险就是一种更为现实、也更有吸引力的方案。它显然是一种分散风险的技术或机制设计，把损害发生时的责任从决定者转移到决定的被影响者、从特定的个人转移到不特定的个人的集合体（社会），并让一定范围内的每个人都承担部分责任，降低风险对社会的冲击。担心民众知情后的恐慌而不进行风险沟通，结果是民众将所有的风险责任全部推到政府身上。因此，进行风险沟通，既是民主的要求，也是现代社会政府能力越来越有限的必然结果。为什么熏制食品致癌远甚于苏丹红，但公众对后者的反应却远远强烈过前者？原因在于前者是知情的选择，而后者是

---

① 参见三明政府网站 http://www.sm.gov.cn/zmhd/zxft/2010zxft/lyblh201007/index_488.htm（下载时间：2010年12月24日）。

不知情的选择。在没有进行有效风险沟通的情况下，监管者将被迫承担起无限的责任和风险，这显然远远超过监管者所能够承受的限度。

食品风险的后果最终会落在每一个公民的身上，公众要为自己的选择承担风险。然而，不同的是，应对这种风险，个人的力量始终是有限甚至是无力的。全球化时代的今天，人和人之间的相互依赖性增强，个体最终面临的结果不仅仅是个人的选择造成的，在很大程度上要取决于他人的选择。因此，通过公众参与的过程来提升人的公共理性，认识到个人在经营自己的生活时，必须不断地同他人进行对话和交流，为自己着想，就必须理解他人，自觉地为他人着想，并取得相互间的协调，才能真正地实现自己生活的设想。食品安全关乎我们的共同未来，也是我们每一个公民的责任，以他人为代价而实现自己利益的行为最终会通过"回力棒"把代价报应在自己身上。食品安全正给公民提供了这样一个共同战斗的舞台，它让我们深刻认识到，这个社会的美好未来取决于每一个公民是否能够将人与生俱来的个体生存理性提升为互惠的群体共生理性，超越狭隘的一己私欲的小市民观而形成关心社会共容利益的现代公民观。因此，政府不应该也没有能力将全部责任揽下来，通过公民的参与而分担责任，才会有找到解决方案的可能。

三、构建监管能力

监管国家的建构最终要落实在对监管机构的建设上。尽管我们不否认企业、社会和公民的力量，但只有政府才有能力与强大的企业力量相抗衡，也只有政府才有能力保护公民的权利，促成市场的健康发展，使之重回公共利益的轨道。从我国目前的情况来看，这种监管能力的构建与发展需要从以下三个方面着力：

（一）伸出监管之手

随着社会的发展，当温饱问题已经不再是人们的主要关注时，以生产为导向的治理思路需要让位于健康导向的监管思路，要使全社会特别是政府认识到，实施食品监管的目的在于防范及减少由市场失灵造成的对公众安全健康的危害，而不仅是为了有序的市场竞争，也不是仅为经济发展的需要，更不是为了查处不法行为。

在中国当前关于食品安全的社会讨论中有一种危险的倾向，即强调市场自发力量的调整作用，否认政府的监管。甚至有人提出，应当像"戒鸦片一样戒除政府监管"（张维迎，2001），监管被理解为计划经济延续下来的政府不受约束地对市场进行的干预。这种观点在食品药品、环境、职业安全等社会监管领域尤其危险，因为我们的市场本身与政府有着千丝万缕的联系，甚至是在政府的培育下发展起来的，在这种情况下强调市场的自发力量，意味着让政府有借口无视市场的不公平和对弱势的欺凌，现有的市场力量可能会进一步加强这种不公平，弱者和普通公民的权利可能在"发展"的战略口号下被牺牲掉。因此，在当前的语境下，更加要强调政府对普通公民的健康、生命、安全的保障义务，而不是将之推向市场。缺乏保护的人，如索马里谚语所言，要么是一座大山，要么背靠一座大山。作为个体的公民需要背靠的正是政府这一大山。在缺乏必要保护的情况下——如厂商对产品拥有更多的信息，作为劳动者的个体在劳动力市场上相对企业处于的弱势——弱小者的劣势将会被自由市场进一步强化，不正义被看作是理所当然，甚至转变为基本的规则，被合理化和广为接受，普通公民将会被市场无情地盘剥和压榨。当人们把求助的目光转向政府时，这时政府应当勇敢地伸出监管之手，而不是把脸转到一边。

另一方面，政府的干预尚需要转换计划经济时代以所有制代替监管的理念，也需要转换"以发证为主"的监管思路。以发证为主的有限准入式监管思路往往蜕变为对个别企业的保护，在以经济建设为中心的改革话语下，这些企业因为关涉到地方、国家乃至民族的经济命脉，从而套上神圣的外衣。然而，对个别企业的关照事实上是一种特别的恩惠，即使它带有振兴地方经济甚至是民族产业的"历史使命"，也是一种特权。正如皮尔森（Pearson，2005）所指，监管者的主要工作是为市场参与者创造一个公平竞争的环境，公平地运用规则而不管那些特定的参与者是谁，从而促进市场竞争并消除市场失灵。现代监管是"基于规则的监管"，这种规则应当是面向所有市场参与者而不是某个特定的利益群体。

如果我们从根本上反思现有的以发证为主的监管模式,就可能看到新的可能性所在。由于有限准入从根本上扭曲价格机制的信号,因此健康的市场经济仍然有赖于开放的市场竞争来淘汰不合格的市场主体,通过准入的方式限制交易只是一种次优选择(诺思、沃里斯、温加斯特,2007:57)。通过发证进行的控制,仅仅只能限于最低程度的质量标准,即使是这样,它还同时起到限制竞争的作用,因此,它的运用应当是相当谨慎的。事实上,如果我们转换思路,将监管的重心放在对已经发证的企业的监管和检查,那么已经领证的企业的食品质量就能够得到保证。这种情况下,消费者就能够在政府"发证"的信号指引下甄别出优质厂商和劣质厂商,没有领证的企业的市场空间自然就会减少,政府根本就无需花费大量的精力用于围堵所谓的"无证"生产经营活动。而且,通过关注已经领证的厂商,政府就只承担了"发证"的厂商生产或销售食品的安全风险,而不是无限的风险。监管机构大可不必把自己的形象丑化为"出了问题后的惩罚者",而是通过与有证的企业友好合作,向消费者传达另一种不同的形象:监管人员是消费者健康的保护者,他们就是消费者的眼睛,因此,有他们帮忙把关的地方,食品的质量就能得到较多的保障。

另一方面,消费者的需求层次各不相同,在知情的情况下,他们有权选择自己的消费方式。在自由市场上,个人应该能够购买便宜的食品,禁止销售低质产品将会极大地减少穷人的选择,提高他们的生活成本(Wood,1985)。更何况在许多情况下,"无证"生产经营者的食品质量并不一定就没有保障,强制性监管制度之外还有其他的力量如声誉、良心等能够对市场主体进行约束。在这种情况下,政府适宜的干预方式不在于禁止交易,而在于披露信息,然后将最终的选择权交给消费者,消费者因政府的信息披露而拥有了与厂商同等的地位,有能力进行符合自己偏好的选择,这比完全依赖正式的控制力量可能要有效得多。当然,从近年来各监管部门工作职责的发展和创新可以看到,除了将主要精力用于通过"发证"进行的准入控制以外,监管部门也开始关注对已经获得许可证的企业的监管,如质监建立的企业动态质量档案、工商建立的台账和索证索票制度以及卫生的分级量化管理等,这些都是非常可喜的进步。当然,对于许可证的发放也需要考虑到市场的不同需求层次,从而提供不同的要求,引导消费者根据监管机构提供的信息自由选择。如工商在建立台账时可考虑在重点食品经营户中推行,保障这些经营户能够扎扎实实地开展好进销货台账制,而不需要一开始就向所有经营户铺开,否则结果必然是大的没精力管好、小的又管不过来。

(二) 强化监管之手

伸出的监管之手必须有足够的能力才能保护公众的健康。一再出现的食品安全事件让人们再次认识到,市场的发展必须要有强有力的政府支撑,政府能力的强弱比政府规模是一个更为重要的问题(福山,2007:22)。目前我国食品安全监管机构面临的一系列困境束缚和限制了其监管能力,如监管权力归属不明确,监管的碎片化格局,监管机构的频繁调整和重组打断监管工作的连续性等,更令监管队伍缺乏稳定性等。当市场中的大企业负荷起国家经济命脉甚至是赶超的政治使命时,监管机构与之相抗衡的能力更是大大减弱。

为强化监管之手,在组织设计上必须明确监管机构与特定风险相关的任务(布雷耶,2009:59),即明确该组织的使命,只有这样才能为该组织的存在确立稳定的根基,从而赢取政治支持、获得为生存而必需的资源。如果组织的任务不明确或者不稳定,组织就无法很好地执行自己的任务。同时也必须认识到,监管部门的任务并不意味着超越现技术和社会环境提出一项根本不可能实现的任务,如"完全安全"、"零风险",而是建立一个改进的监管体系(布雷耶,2009:58)。这种任务的确定需要引入社会的讨论,就可接受的食品安全水平达成一个基本的共识,这样,才不至于出现前述"违法者"与"受害者"的共谋,而令监管机构陷入"管不胜管、防不胜防"的深渊。

监管机构及任务明确之后,需要给该机构配备足够的资源,使之有能力履行其监管职责:包括政治支持、财政来源、人员、技术等等组织生存所必需资源。没有足够的资源,监管任务的完成将是一句空话。当然,资源相对于需求而言永远是不够的,而且监管机构本身也需要努力争取资源以维系组织的生存和发展,但是制度设计上是否给予监管机构足够的生存空间,将直接影响着监管机构在中观和微观层面的努力结果。比如,只要监管机构仍需自行创收谋利,那么,地方政府和被监管企业组成利益共同体就难以避免,监管之手将用于向企业攫取利益,甚至是与企业共谋危害公民的利益。

此外,需要根据应当完成的监管任务来确定拟采用的监管手段。比如,食品安全方面最主要的问题是信息不对称,在这种情况下,以信息披露和甄别来应对就是最适宜的,而采用反垄断手段就不太合适。按服务成本设定费率这种定价方面的监管更适合针对自然垄断这一类监管问题,将之运用到因信息不对称而引起的监管问题就明显不当,它将会使某种不可或缺的商品发生严重短缺(桑斯坦,2008:101)。在监管手段的采用方面,也应该以灵活的、市场导向的、以激励为基础的策略,把积极的风险披露和消费者的参与结合起来,而不是单单依赖惩罚性抽检。

监管能力建设中最重要的一点在于监管人员,监管的成效最终取决于那些实际执法者。这些人是否能够超越短期或眼前的利益考虑,以技术或专业的标准作出判断,以捍卫公众健康为使命,是食品安全的最重要保障。威尔逊(James Q. Wislon, 2006:62)区分了监管机构的三种不同雇员。一类是职业人员。他们希望与监管机构建立长期关系,因而主要关心的是监管机构能够持续存在并发展。一类是政治家。他们以监管机构作为个人发展的台阶,始终希望当选或者获任新的职位而离开监管机构。最后一类人是拥有某些特定技能的专业人士。他们追求的是在专业上被尊重,希望促进事业的发展。职业人员会得过且过,不愿意冒险;政治家更希望做出政绩,关注的是在公众面前的显示度;而专业人士往往希望捍卫其专业地位,专业群体的凝聚力和专业同僚的期望会对他们产生额外的约束力。监管机构雇员的工作动力很大程度上依赖于他是哪一类型的雇员。对价格进行监管时,专业人士很可能想利用这个机会表现专业技能,因此可能更倾向于复杂的价格体系;相反,职业人员则会支持一个简单的价格体系,这样就能够避免工作上的繁琐;而政治家不愿意激怒利益集团,从而倾向于反对价格歧视以消除部分消费者的不满(维斯库斯,2004)。从目前来看,我国食品安全监管机构中专业人士的力量还需要加强，这能够在一定程度上确保监管机构不受政治派系斗争的影响，真正从长远对监管任务进行理性的规划。监管并不仅仅只是颁布法律，而是要求对被监管活动的详细了解和密切参与（Majone，1994：81），这正是专业人士的优势。对食品安全监管而言，一个称职的工作人员应该能够理解科学，理解一些经济和行政管理，可能的话，还应该对法律有所了解，并且还有能力对所有这些领域中的复杂问题和专家进行沟通（布雷耶，2009：80）。

当然，监管人员组成中的重中之重在于监管机构的领导者。一个有魄力的领导人能够帮助组织形成对其关键任务的共识，争取更多的资源以完成组织的使命，凝聚更多的专业人士和人才，并通过争取广泛的社会支持使组织获得更大的自主性，从而进一步加强社会对该组织使命的认同感。在美国和英国现代食品监管体系的构建中，我们都见到有这样关键的领导人物，如哈维·华盛顿·韦利、亚瑟·希尔·哈塞耳、马克·伍尔夫等。"纯正食品事业需要一位有独立见解的新领袖，这个人既不能是行为古怪的科学家，也不能是见利忘义的重商主义者，但是既要懂科学又要懂商业"（威尔逊，2010：139）。因为各个地方有魄力、有开拓和创业精神的领导人可能在不同的政府部门，因此，在目前监管机构林立的情况下，需因地制宜，鼓励各地方根据自身实际情况、特别是政治现实选择其食品监管体制，而不宜一刀切。从这个意义上，最适宜的食品监管模式不在他国的经验中，而在于各地的本土实践中。

（三）约束监管之手

一个足够强大的政府也将有足够的能力来侵犯公民的合法权益。因此，在强化监管之手能力的同时必须关注的问题是，如何来约束这种监管之手，使其不能随心所欲地侵犯公民的权利。这正是目前的监管机构改革所没有足够重视的问题，也是我国监管体制设计中最为关键的问题。在某种程度上，只要这个问题得不到解决，监管改革就有沦为部门之间或政治家之间权力斗争的工具的危险。

前已述及，频繁的机构调整尝试通过监管机构之间的竞争来解决对监管者的监督问题，而垂直管理的努力是在尝试通过上级直接控制来实现对监管者的监督。这两种监督方式都有着致命的缺陷，前者体现为机构之间竞争带来的政府碎片化和资源浪费，后者体现为高昂的监督成本。监管的有效性取决于各受影响的利益群体是否能够大致平等地在政治过程中得到代表（Becker, 1983），因此，保证各利益群体的参与渠道对于约束监管之手就显得非常必要。

这种约束首先可以来自于企业。尽管企业往往是被监管的对象，但是由于其对监管领域的熟悉，且监管将直接影响到其利益，所以它往往也能对监管机构实施有效的监督。需要建立相应的平台让被监管者参与到监管政策的制定和改革过程，给予其表达利益诉求和与监管主体进行讨价还价的空间，通过公开的讨论达成政府和市场恰当边界的共识，从而使得监管政策的出台更具有可操作性。同时，企业也能利用自己的信息优势监督监管者，使之不至于被该领域内的少数企业所俘获，从而确保监管者将自己的角色定位于为所有企业提供公平的竞技场。

这种约束也来自于专业人士。因为源于食品安全的风险逃脱了人的直接感知能力，需要科学的"感受器"来帮助人们进行识别，如潜在的受害人可能根本就没有察觉甚至是感知到风险的存在。普通公众缺乏能力去判断、识别风险，例如消费者无法判断色泽亮丽的食品是否添加了对人体有害的添加剂，无法判断环境或空气污染或者饮食中含的化学制剂对人体健康是否造成以及造成多大的损害。再加上风险可以被改变、夸大、转化或削减，因此掌握着界定风险权力的大众媒体、科学和法律等专业人士就非常重要（贝克，2003：20）。在风险的感知上，我们高度依赖专家，专家的解释帮我们确定因果关系。借助专家的力量，可以帮助不得不头痛医头、脚痛医脚的公共行政实践者、帮助因信息不对称而处于弱势的普通民众看到问题的本质和关键之所在，引导他们更深入地看清政策背后的利害关系。

最根本的约束来自于公民，通过各种渠道将公民纳入到对监管的监督中来，为弱者发声甚至是让他们直接表达意见，将构成对监管机构最有效的监督。这种渠道的设置应当是多重性的，即在某种渠道不方便或不经济时，公民可以很容易地通过其他渠道表达意见。要使公众的监督不流于形式，需要给公众充权。由于食品市场上公民相对企业而言因信息不对称而处于弱势,且公民在政治上组织起来的成本相对更高,因此,这种充权对于公民而言显得更为重要。比如,通过广播、电视等媒介,普及相关监管法律法规,披露监管部门的工作情况,让公众有信息去进行监督监管者。再比如,通过程序性要求,如告知、听证等给予普通公民以影响政策及其执行的权利。值得一提的是,"代表起诉资格"就是一种非常好的充权于公民的方式,它使得那些市场中分散的、利益无人代表的弱势群体在面对有组织的利益群体通过向行政施加压力而侵犯他们的利益时,能够通过代理人为其提起行政诉讼,通过司法审查来获得他们应该被行政所代表的利益(Stewart,1975)。

除了给公众提供表达的机会,还有一个更重要的问题,即如何通过制度设计而让公民的呼吁和要求体现为政府的实际行动。公民的呼吁和要求应当对政府有所影响,这正是政府存在的正当性所在;但是,如果任何呼吁和要求直接就反映为政府的政策,这样政府的行为就会过于随意化,没有系统规划,短期的考量和利益就会占据上风,甚至一些能够更好地表达自己或包装自己的观点的人可能就掩盖了其他人的声音。从这个意义上看,应当有程序性的安排来对公民的呼吁和要求进行容纳和处理,并反映到政府的议事日程上。这种程序性安排甚至比实质性的事后救济更为重要,因为程序性变化能够改变受政策影响的人的相对影响力,因而改变行政机构预期的政策结果。此外,因为行政过程的参与者控制着政策,政治官员可以利用程序来控制政策而不需要自己承担成本,或甚至不必知道可能出现什么政策(McCubbins, Noll and Weingast, 1987)。而且,对公民的事后救济,远远不如规定公民的事先、事中参与程序,因此,从这个意义上来看,我国监管国家发展的重中之重在于行政程序法典化。我国目前主要的行政法规,在行政程序、抽象行政行为的行政诉讼、行政违法行为的法律责任以及《行政法》与《刑法》、《民法》补救措施的接轨等方面都有待进一步完善。

对监管者的约束并不等于严苛的追责。在一再出现的食品安全事故之下,政府有强化责任追究的倾向,特别是对位于执法第一线的个人进行追究,使得一线监管人员必须对那些他控制不了的事情承担责任,过于严苛的问责制度将令监管者不敢伸出监管之手:做多错多,发现问题的机构最终被问责,"做了是找死,不做是等死"。追责应建立在对食品安全的情况进行持续地跟踪和评估的基础之上,以对监管部门的工作进行更为合理的评价,不是出了一起事故就要对监管机构进行全面追责。通过全面、综合的持续评估来反映一个地方食品安全状况是否有所改进,这才是恰当之道。

参考文献

〔美〕阿罗等：《环境、卫生和安全规制的效益费用分析——原则的陈述》，载《投资项目评价与经营决策信息资料》，2005年第1期。

〔印度〕阿玛蒂亚·森：《以自由看待发展》，任赜、于真译，中国人民大学出版社2002年版。

〔以色列〕阿弗纳·格雷夫：《后中世纪热那亚自我强制的政治体制与经济增长》，载《经济社会体制比较》，2001年第2期。

〔英〕安东尼·奥格斯：《规制：法律形式与经济学理论》，骆梅英译，中国人民大学出版社2008年版。

〔英〕芭芭拉·亚当、乌尔里希·贝克、约斯特·房·龙编著：《风险社会及其超越：社会理论的关键议题》，赵延东、马缨等译，北京出版社2005年版。

〔英〕比尔·威尔逊：《美味欺诈：食品造假与打假的历史》，周继岚译，生活·读书·新知三联书店2010年版。

《八个部委百万专业人员管不好一头"猪"》，载《财经》，2003年第11期，搜狐网：http：//health.sohu.com/01/98/harticle17369801.shtml。

郴州市工商行政管理局课题组：《两费停征后基层工商所职能转变探讨》，2010年1月29日，郴州市工商行政管理局网：http：//www.czsg-sj.cn/site/wy/gsrt/20100129/2204.html。

重庆卫生监督所：《陈竺部长、马晓伟副部长在全国卫生监督工作会议上的讲话》，2008 年 3 月 27 日，见重庆卫生监督所网：http://www.cqwsjds.com/information/trade/2008/0430/1278.shtml。

崔新、何翔、张文红、王汉松、李程跃、张天旭、郝模：《我国卫生监督体系的历史沿革》，载《中国卫生监督杂志》，2007 年第 14 卷第 2 期。

〔美〕丹尼尔·F. 史普博：《监管与市场》，余晖等译，上海人民出版社、上海三联书店 1999 年版。

〔美〕道格拉斯·诺思、约翰·沃里斯、巴里·温加斯特：《诠释人类历史的一个概念性框架》，见吴敬琏主编：《比较》（总第 30 辑），中信出版社 2007 年版。

〔美〕E. 博登海默：《法理学、法律哲学与法律方法》，邓正来译，中国政法大学出版社 2004 年版。

〔美〕弗朗西斯·福山：《国家构建：21 世纪的国家治理与世界秩序》，黄胜强、许铭原译，中国社会科学出版社 2007 年版。

〔美〕弗兰克·道宾：《打造产业政策：铁路时代的美国、英国和法国》，张网成等译，上海人民出版社 2008 年版。

富子梅：《食品安全监管任重道远》，载《人民日报》，2004 年 10 月 18 日。

高世楫、秦海：《从制度变迁的角度看监管体系演进：国际经验的一种诠释和中国改革实践的分析》，见吴敬琏、江平主编：《洪范评论》，2005 年第 2 卷第 3 辑。

国务院办公厅：《积极推进综合行政执法试点》，2008 年，中央人民政府门户网：http://www.gov.cn/ztzl/yfxz/content_374175.htm。

国务院发展研究中心：《中国食品安全战略研究报告》，2004 年 11 月 18 日。

宫靖：《业内认为"不法奶农添加三聚氰胺"说法存疑》，载《财经》，2008 年第 19 期。

广东质检信息：《广东省食品市场加工企业质量安全现状、存在问题、原因及对策》，2004 年，108。

海南省农业厅政策法规处：《我省农业行政执法的现状与对策》，2007

年，海南农业信息网：http://hiagri.gov.cn/sites/MainSite/Detail.aspx?StructID=78695。

华建敏：《关于国务院机构改革方案的说明》，人民网，2008年3月24日。

皇甫萍：《食药监局透露初步调查情况："含药"多宝鱼可能来自小养殖户》，载《新民晚报》，2006年11月19日。

惠鲁生：《我国食品安全状况总体好转》，载《中国食品质量报》，2007年9月23日。

江西省工商行政管理局：《王东峰副局长在全国工商系统食品安全工作会议暨商品质量监管网络建设经验交流会上的讲话》，2007年，江西省工商行政管理局网：http://www.jxaic.gov.cn/gsdt/gsdt/200701/3165.html。

〔美〕凯斯·R.桑斯坦：《权利革命之后：重塑规制国》，钟瑞华译，中国人民大学出版社2008年版。

〔英〕克里斯托弗·胡德、科林·斯科特、奥利弗·詹姆斯等：《监管政府：节俭、优质与廉政体制设置》，陈伟译，生活·读书·新知三联书店2009年版。

孔旭阳：《重庆綦江26名安监员请辞探因：责任重待遇低》，载《新京报》，2009年7月29日。

李鸿谷：《解读服务型政府：发改委、卫生部职能观察》，载《三联生活周刊》，2008年3月7日。

李蓓：《沪专家调查完透露"问题多宝鱼"可能是小养殖户所为》，载《劳动报》，2006年11月20日。

李伟：《问题奶粉销毁曾因技术搁浅》，载《东方早报》，2010年5月26日。

李燕：《风险社会中现代行政法所面临的规制危机及应对》，2008年，北大法律信息网首发。

刘京京：《三鹿集团：三聚氰胺系由不法奶农加入鲜奶》，载《财经》，2008年第19期。

刘亚平：《美国进步时代的食品监管改革及其对中国的启示》，载《中山大学学报》（哲学社会科学版），2008年第4期。

刘亚平:《中国食品监管体制:改革与挑战》,载《华中师范大学学报》(人文科学版),2009年第4期。

刘亚平:《美国监管国家的兴起:以食品安全为例》,见马骏、刘亚平主编:《美国进步时代的政府改革及其对中国的启示》,格致出版社2010年版。

陆志霖:《未销毁毒奶粉流向成谜》,载《羊城晚报》,2010年2月2日。

〔美〕罗杰·J.沃恩、特里·E.巴斯:《科学决策方法:从社会科学研究到政策分析》,沈崇麟译,重庆大学出版社2006年版。

马龙生:《"合格"猪肉为何"放倒"300多人?》,载《人民日报》,2006年9月21日。

〔美〕曼昆·奥尔森:《权力与繁荣》,苏长和译,上海人民出版社2005年版。

〔新西兰〕穆瑞·霍恩:《公共管理中的政治经济学》,汤大华、颜君烈译,中国青年出版社2004年版。

毛磊等:《食品安全法草案进入二审强化食品企业社会责任》,载《人民日报》,2008年8月27日。

《全国工商行政管理系统八年改革历程回顾》,2003年,见南方网法制频道:http://www.southcn.com/law/jjfz/gsqy/200308110319.htm。

农业部市场与经济信息司:《农业部关于加强农产品质量安全监管能力建设的意见》,2006年,中华人民共和国农业部网:http://www.moa.gov.cn/zwllm/tzgg/tz/200611/t20061113_719940.htm。

农业部:《全国农产品质量安全检验测体系建设规划(2006—2010年)》,2006年,陕经网:http://sei.gov.cn/show Article.sap? Artide ID=109922 & Artide Page=1。

经济合作与发展组织编:《OECD国家的监管政策:从干预主义到监管治理》,陈伟译,法律出版社2005年版。

秦富等:《欧美食品安全体系研究》,中国农业出版社2003年版。

任震宇:《消费者权益行政保护有了专门机构》,载《中国消费者报》,2008年10月10日。

沈洪：《广东省食品生产加工小作坊监管见成效》，见中国质量新闻网，2006年9月16日。

申延宾：《记者山东日照现场报道"几乎所有多宝鱼都是药物喂大的"》，载《新闻晨报》，2006年11月19日。

〔美〕史蒂芬·布雷耶：《打破恶性循环：政府如何有效规制风险》，宋华琳译，法律出版社2009年版。

〔美〕史蒂芬·霍尔姆斯、凯斯·桑斯坦：《权利的成本——为什么自由依赖于税》，毕竞悦译，北京大学出版社2004年版。

〔法〕托克维尔：《论美国的民主》（上册），商务印书馆2004年版。

王海燕等：《一个粤北山村的商品流通模式解读：乡村已成为伪劣品倾销地》，载《南方都市报》，2004年4月24日。

王銮锋、洪储闻：《30多零售商围堵施恩要退奶粉》，载《南方都市报》，2008年10月17日。

王绍光：《中国公共卫生的危机与转机》，见吴敬琏主编《比较》（总第7辑），中信出版社2003年版。

王绍光：《中国公共政策议程设置的模式》，载《中国社会科学》，2006年第5期。

王绍光：《大转型——1980年代以来中国的双向运动》，载《中国社会科学》，2008年第1期。

王世玲：《卫生部、药监局：两部门十年权力边界厘清》，载《21世纪经济报道》，2008年9月3日。

〔美〕维斯库斯等：《反垄断与监管经济学》，陈甬军等译，机械工业出版社2004年版。

〔德〕乌尔里希·贝克、〔英〕安东尼·吉登斯、〔英〕斯科特·拉什：《自反性现代性：现代社会秩序中的政治传统、传统与美学》，赵文书译，商务印书馆2001年版。

〔德〕乌尔里希·贝克：《风险社会》，何博闻译，凤凰出版传媒集团译林出版社2003年版。

〔德〕乌尔里希·贝克：《世界风险社会》，吴英姿译，南京大学出版社2004年版。

吴革非:《卫生监督形势与展望》,2007年,见安徽省卫生厅网:http://www.ahwst.gov.cn/dt2111111404.asp?DocID=2111128432。

邬建平:《继承发展 改革创新 全面开创食品安全监管工作新局面——在全国食品生产监管工作会议上的工作报告》,2006年,见食品生产监管司网:http://spscjgs.aqsiq.gov.cn/gzdt/ldjh/200610/t20061027_16413.htm。

吴介民:《治乱循环? 中国的国家——社会关系变化的线索》,1999年,见香港中文大学中国研究文库:www.usc.cuhk.edu.hk/wk_wzdetails.asp?id=1422。

吴木銮:《走向国家资本主义?》,载《二十一世纪》,2008年12月号总第110期。

伍仞:《副省长曝清剿毒奶粉内幕》,载《广州日报》,2010年2月1日。

〔美〕西蒙·库兹涅茨:《现代经济增长:发现与思考》,戴睿、易诚译,北京经济学院出版社1989年版。

谢启军、吉维、马爱进、杨大伟、任佑华:《食品生产加工小作坊在社会发展中的地位和作用》,载《中国食物与营养》,2009年第11期。

魏铭言、司徒北辰:《卫生部编制作重大调整新卫生监督局将督察大案》,载《新京报》,2006年3月23日,见网易:http://news.163.com/06/0323/03/2CSBFFTK0001124T.html。

徐梅:《日本的规制改革》,中国经济出版社2003年版。

杨合岭、王彩霞:《食品安全事故频发的成因及对策》,载《统计与决策》,2010年第4期。

尹鸿伟:《安监官员辞职背后》,载《南风窗》,2009年第18期。

伊丽莎白·贝克-格伦歇姆:《健康和责任:社会变迁与技术变化之间的往复》,见芭芭拉·亚当等编:《风险社会及其超越》,北京出版社2005年版。

余大章:《企业民营化——国外企业民营化对中国的启示》,中国轻工业出版社2000年版。

余晖:《"责任重于泰山"的制度安排》,见《谁来监管监管者》,广东经济出版社2004年版。

〔美〕约瑟夫·斯蒂格利茨:《政府失灵与市场失灵:监管的原则》,见吴敬琏主编:《比较》(总第41辑),中信出版社2009年版。

〔美〕詹姆斯·Q.威尔逊:《官僚机构:政府机构的作为及其原因》,孙艳等译,生活·读书·新知三联书店2006年版。

〔美〕詹姆斯·C.斯科特:《国家的视角:那些试图改善人类状况的项目是如何失败的》,王晓毅译,社会科学文献出版社2004年版。

张彩平、朱文娟:《"问题多宝鱼"可能来自山东个体户》,载《青年报》,2006年11月18日。

章俊:《博弈视角下提升食品流通监管效能的路径选择》,2010年7月9日,见江苏省常州市工商行政管理局网站,http://www.czgsj.gov.cn/baweb/show/shiju/bawebFile/96792.html。

张维迎:《中国:政府监管的特殊成因》,2001年4月16日,中国经济学教育科研网,http://www.cenet.org.cn/article.asp?articleid=5682。

郑春发、郑国泰:《治理典范变迁之研究:以国家角色转换为例》,载《人文社会学报》,2009年第1期。

陈晓华:《陈晓华副部长在2008年全国农业政策法规工作会议上的讲话》,2008年,中国农业信息网。

周伯华:《在全国工商行政管理系统基层建设经验交流会上的讲话》,2010年,中国工商总局门户网站。

周汉华:《地方政府负总责制度分析及其改革建议》,见吴敬琏主编:《比较》(总第41辑),中信出版社2009年版。

钟怡群、劳锦华:《瘦肉精里的"肥肉":谁在"照顾"猪的一生?》,载《南方农村报》,2007年1月9日。

《谁对食品安全负责——八个部委管不好一头猪?!》,载《南方周末》,2003年11月26日。

郭永刚:《中国食品安全漏洞大 八部门管不好一头猪》,载《中国青年报》,2005年4月25日。

王方杰:《相互揭发 郑州馒头之战有续篇》,载《中国青年报》,2001年3月28日。

王建军:《英国食品安全规制改革中的善治原则——规制改革机构简

介》,载《太平洋学报》,2008年第7期。

王林生等:《发达国家规制改革与绩效》,上海财经大学出版社2006年版。

Akerlof, G. A. 1970. "The Market for 'Lemons': Quality Uncertainty and the Market Mechanism." *Quarterly Journal of Economics*. 84: 488 – 500.

Alberts, R. C. 1973. *The Good Provider: H. J. Heinz and His 57 Varieties*. Boston: Houghton Mifin Company.

Anderson, Oscar E. Jr. 1958. *The Health of a Nation: Harvey W. Wiley and the Fight for Pure Food*. Chicago: University of Chicago Press.

Anonymous. 1906. "What to Eat." *Puck*. 59 (1529), June 20.

Ayres, Ian and John Braithwaite. 1992. *Responsive Regulation: Transcending the Deregulation Debate*. Oxford: Oxford University Press.

Bardach, Eugene. 1989. "Social Regulation as a Generic Policy Instrument." In L. M. Salomon Eds., *Beyond Privatisation: The Tools of Government Action*. Washington DC: The Urban Institute Press, 197 – 229.

Baithwaite, J. 2006. "The Regulatory State." In *The Oxford Handbook of Political Institutions*, ed. Rod A. W. Rhodes, Sarah A. Binder, and Bert A. Rockman. Oxford: Oxford University Press.

Black, D. J. 1976. *The Behavior of Law*. New York: Academic Press.

Black, D. J. 1971. "The Social Organization of Arrest." *Stanford Law Review*. 23.

Brooks, R. O. 1906. "Food Science and the Pure-Food Question." *American Monthly Review*. 33 (April): 452 – 457.

Carpenter, Daniel P. 2001. *The Forging of Bureaucratic Autonomy*. Princeton University Press.

Christopher K. Leman. 1989. "The Forgotten Fundamental: Successes and Excesses of Direct Government." In Salomon Eds., *Beyond Privatization: The Tools of Government Action*. Washington DC: The Urban Institute Press.

Chung, Jae Ho. 1995. "Studies of Central-provincial Relations in the People's Republic of China." *China Quarterly*. 142: 487 – 508.

Coase, R. H. 1960. "The Problem of Social Cost. " *Journal of Law and Economy*. 3: 1 - 44.

Cook, P. & Mosedale, S. 2007. *Regulation, Markets and Poverty*. Cheltenham: Edward Elgar.

Crampton, Charles A. 1900. "Food Preservation and Food Adulteration. " *Independent*. 19 April: 942 - 944.

Doreen, McBarnet and Christopher Whelan. 1991. "The Elusive Spirit of the Law: Formalism and the Struggle for Legal Control. " *Modern Law Review*. 54: 847 - 73.

Dina, A. Rose and Todd R. Clear. 1998. "Incarceration, Social Capital, and Crime: Implications for Social Disorganization Theory. " *Criminology*. 36 (3): 441 - 479.

Djankov, Simeon, Rafael La Porta, Florencio Lopez-de-Silanes and Andrei Shleifer. 2002. "The Regulation of Entry. " *The Quarterly Journal of Economics*. 117 (1): 1 - 37.

Eisner, Marc Allen. 2000. *Regulatory Politics in Transition*. Baltimore: Johns Hopkins University Press.

Estache and Martimort. 2008. Politics, *Transaction Costs, and the Design of Regulatory Institutions*. World Bank D82, L51. From: http://www.worldbank.org/wbi/governance/pdf/wps2073.pdf.

Food Standards Agency (FSA). 2000a. *Statement of General Objectives and Practices*. London: FSA.

Food Standards Agency (FSA). 2002a. *The Food Standards Agency: The First Two Years*. London: FSA.

Food Standards Agency (FSA). 2002b. *BSE and Sheep: Report of the Core Stakeholder Group*. London: FSA.

Food Standards Agency (FSA). 2002c. *Minutes of the Food Standards Agency Board Meeting. 11 July 2002*. London: FSA.

Food Standards Agency (FSA). 2002d. *Agency Takes Further Precautionary Measures on Risk of BSE in Sheep. BSE Controls Review: Latest News*, 25

June 2002. London: FSA.

Food Standards Agency (FSA). 2003. *Consumer Attitudes to Food Standards.* London: FSA

Hawkins, K. 1984. *Environment and Enforcement: Regulation and the Social Definition of Pollution.* Clarendon Press.

Gaughan, Anthony and Peter Barton Hutt. 2004. *Harvey Wiley, Theodore Roosevelt and the Federal Regulation of Food and Drugs.* From: http://leda. law. harvard. edu/leda/data/654/Gaughan. pdf.

Glaeser, Edward and Andrei, Shleifer. 2003. "The Rise of the Regulatory State." *Journal of Economic Literature.* XLI: 401 – 425.

Goodwin, Lorine Swainston. 1999. *The Pure Food, Drink and Drug Crusaders, 1879 – 1914.* Jefferson, N. C: McFarland.

Grabosky, P. and Braithwaite J. 1986. *Of Manners Gentle: Enforcement Strategies of Australian Business Regulatory Agencies.* Melbourne: Oxford University

Graebner, William. 1977. "Federalism in the Progressive Era: A Structural Interpretation of Reform." *The Journal of American History.* 64 (2): 331 – 357.

Heilmann, Sebastian. 2005. "Regulatory Innovation by Leninist Means: Communist Party Supervision in China's Financial Industry." *The China Quarterly.* 181: 1 – 21.

Hitts, Philip J. 2003. *Protecting America's Health: The FDA, Business and One Hundred Years of Regulation.* NY: Alfred A. Knopf.

Hofstadter, Richard. 1960. *The Age of Reform: From Bryan to F. D. R.* Vintage.

Hood, Christopher, Colin Scott, Oliver James, George Jones, and Tony Travers. 1999. *Regulation Inside Government: Waste-Watchers, Quality Police, and Sleaze-Busters.* Oxford: Oxford University Press.

Hood, Christopher, Henry Rothstein, and Robert Baldwin. 2001. *The Government of Risk: Understanding Risk Regulation Regimes.* NY: Oxford University Press.

Horwitz, Morton J. 1992. *The Transformation of American Law 1870 – 1960.* Oxford University Press.

Howlett, Michael, and M. Ramesh. 2003. *Studying Public Policy: Policy Cycles and Policy Subsystems.* Oxford University Press.

Hutt, Peter Barton. 1984. "A History of Government Regulation of Adulteration and Misbranding of Medical Devices." *Food, Drug and Cosmetic Law Journal.* 39: 2 – 73.

Jordana, J. and Levi-Faur, D. 2003. "The Rise of the Regulatory State in Latin America: A Study of the Diffusion of Regulatory Reforms across Countries and Sectors." *Paper to the Annual Meeting of the American Political Science Associate*, 28 August.

Kolko, Gabriel. 1977. *The Triumph of Conservatism.* Free Press.

Laffont, Jean-Jacques & David Martimort. 1999. *Separation of Regulators against Collusive Behavior. RAND Journal of Economics.* 30 (2): 232 – 262.

Lang, Tim and Michael Heasman. 2004. *Food Wars: The Global Battle for Mouths, Minds and Markets.* Earthscan Publications Ltd.

Laudau, Martin. 1969. "Redundancy, Rationality, and the Problem of Duplication and Overlap." *Public Administration Review.* July/August: 346 – 358.

Law, Marc T. and Gary D. Libecap. 2003. "Corruption and Reform? The Emergence of the 1906 Pure Food and Drug Act and the 1906 Meat Inspection Act." *ICER working papers.*

Law, Marc T. and Gary D. Libecap. 2004. "The Determinants of Progressive Era Reform: The Pure Food and Drugs Act of 1906." *NBER Working Paper.* No. 10984.

Law, Marc T. 2006. "How Do Regulators Regulate? Enforcement of the Pure Food and Drugs Act, 1907 – 1938." *The Journal of Law, Economic & Organization.* 22 (2): 459 – 489.

Levi-Faur, David and Sharon Gilad. 2004. "The Rise of the British Regulatory State: Transcending the Privatization Debate." *Comparative Politics.* 37 (1): 105 – 124.

Levi-Faur, David. 2005. "The Global Diffusion of Regulatory Capitalism." *The Annals of the American Academy of Political and Social Science.* 598 (1): 12 – 32.

Levi, Margaret. 1989. *Of Rule and Revenue.* Berkeley: University of California Press.

Libecap, Cary D. 1992. "The Rise of the Chicago Packers and the Origins of Meat Inspection and Antitrust." *Economic Inquiry.* 30: 242 – 262.

Lieberthal, Kenneth & Michel Oksenberg. 1990. *Policy Making in China Leaders, Structures, and Processes.* Princeton University Press.

Liu, Ya-Ling. 1992. "Reform from Below: The Private Economy and Local Politics in the Rural Industrialization of Wenzhou." *China Quarterly.* (130): 293 – 316.

Lockard, Duane W. and Walter Murphy F. 1992. *Basic Cases in Constitutional Law.* Washington: CQ Press.

Lodge, Martin. 2008. "Regulation, the Regulatory State and European Politics." *West European Politics.* 31: 1, 280 – 301

Loughlin, Martin and Colin Scott. 1997. "The Regulatory State." In Patrick Dunleavy, Ian Holliday, Andrew Gamble and Gillian Peele Eds., *Developments in British Politics.* Gasingstoke: Macmillan, 5: 205 – 19.

Lu, Xiaobo. 2000. "Booty Socialism, Bureau-Preneurs, and the State in Transition: Organizational Corruption in China." *Comparative Politics.* 32 (3): 273 – 294.

Lynch, Frederick R. 1977. "Social Theory and The Progressive Era." *Theory and Society.* 2: 159 – 210.

Majone, Giandomenico. 1994. "The Rise of the Regulatory State in Europe." *West European Politics.* 17 (3): 77 – 101.

Majone, Giandomenico. 1996. *Regulating Europe.* London: Routledge.

Majone, Giandomenico. 1997. "From the Positive to the Regulatory State: Causes and Consequences of Changes in the Mode of Governance." *Journal of Public Policy.* 17 (2): 139 – 67.

Martimort, David. 1997. "A Theory of Bureaucratization Based on Reciprocity and Collusive Behavior." *The Scandinavian Journal of Economics.* 99 (4): 555 – 579.

Mason, Harry B. 1906. "Question of Pure Food." *Independent.* 24 (May): 1189 – 1195.

McCraw, T. 1975. "Regulation in America: A Review Article." *Business History Review.* XLIX (2): 159 – 183.

McCubbins, Mathew D., Roger G. Noll and Barry R. Weingast. 1987. "Administrative Procedures as Instruments of Political Control." *The Journal of Law, Economics & Organization.* 3 (2): 243 – 277.

McDonagh, Eileen. 1992. "Representative Democracy and State Building in the Progressive Era." *American Political Science Review.* 86 (4): 938 – 950.

Mertha, Andrew. 2005. "China's 'Soft' Centralization: Shifting Tiao/Kuai Authority Relations." *The China Quarterly.* 184: 791 – 810.

Mertha, Andrew. 2006. "Policy Enforcement Markets: How Bureaucratic Redundancy Contributes to Effective IPR Policy Implementation in China." *Comparative Politics.* 38 (3): 295 – 316.

Michael Howlett and M. Ramesh. 1995. *Studying Public Policy: Policy Cycles and Policy Subsystems.* Oxford University Press.

Midwinter, A. and McGarvey, N. 2001. "In search of the regulatory state: evidence from Scotland." *Public Administration.* 79 (4): 825 – 49.

Millstone, E. & P. Van Zwanenberg. 2001. *Politics of Expert Advice: Lessons from the Early History of the BSE.* Saga: Science and Public Policy.

Mishan, E. J. 1971. "The Postwar Literature on Externalities: An Interpretative Essay." *Journal of Economic Literature.* 9 (1): 1 – 28.

Mitnick, Barry. M. 1980. *The Political Economy of Regulation: Creating, Designing, and Removing Regulatory Forms.* New York: Columbia University Press.

Moe, Terry. 1990. "Political Institutions: The Neglected Side of the Story." *Journal of Law, Economics and Organization.* 6: 213 – 53.

Moran, Michael. 2002. "Understanding the Regulatory State." *British Journal of Political Science*. Vol 32: 391-413.

Moran, Michael. 2003. *The British Regulatory State: High Modernism and Hyper Innovation*. Oxford: Oxford University Press.

Mowry, George. 1972. *Progressive Era 1900-1920: The Reform Persuasion*. American Historical Association in Washington.

Muller, Markus. M. 2002. *The New Regulatory State in Germany*. Birmingham: Birmingham University Press.

Nelson, Philip. 1970. "Information and Consumer Behavior." *Journal of Political Economy*, 78 (2): 311-329.

Niskanen, William. 1971. *Bureaucracy and Representative Government*. Chicago: Aldine-Atherton.

Noll, Roger. 1971. "The Behavior of Regulatory Agencies." *Review of Social Economy*. XXIX: 15-19.

Noll, Roger. 1989. "Economic Perspectives on the Politics of Regulation." In *Handbook of Industrial Organization*. Vol. 2: 1253-1287.

North, Douglass, John Joseph Wallis, Steven B. Webb. 2007. "Limited Access Orders in the Developing World: A New Approach to the Problems of Development." *World Bank Policy Research Working Paper*. No. 4359.

OECD. 1995. *Governance in Transition: Public Management Reform in OECD*. Paris: PUMA/OECD Publisher.

OECD. 1999. *Regulatory Reform in Japan*. Paris: OECD Publisher.

OECD. 2005. *China in the Global Economy: Governance in China*. Paris: OECD Publisher.

Oi, Jean, C. 1995. "The Role of the Local State in China's Transitional Economy." *The China Quarterly*. 144: 1132-1149.

Oi, Jean, C. 1998. "Fiscal Reform and the Economic Foundation of Local State Corporatism." *World Politics*. 45 (1): 99-126.

Olsen and Torsvick. 1995. "Intertemporal Common Agency and Organizational Design: How much Centralization." *European Economic Review*. 39: 1405

-1428.

Olson, Mancur. 1965. *The Logic of Collective Action: Public Goods and the Theory of Groups*. Cambridge, MA: Harvard University Press.

Pearson, Margaret M. 2005. "The Business of Governing Business in China: Institutions and Norms of the Emerging Regulatory State." *World Politics*. 57 (2): 296 - 322.

Pearson, Margaret M. 2007. "Governing the Chinese Economy: Regulatory Reform in the Service of the State." *Public Administration Review*. 67 (4): 718 - 730.

Person, Margaret M. 2003. "Mapping the Rise of China's Regulatory State: Economic Regulation and Network and Insurance Industries." *Paper prepared for the Annual Meeting of the Association of Asian Studies*.

Pfeffer, Jeffrey and Gerald Salancik. 1978. *The External Control of Organizations: A Resource Dependence Perspective*. New York: Harper & Row Publishers.

Pollak, Robert A. 1996. "Government Risk Regulation." *Annals of the American Academy of Political and Social Science. Vol 545*. Challenges in Risk Assessment and Risk Management: 25 - 34.

Posner, Richard A. 1969. "Natural Monopoly and Its Regulation." *Stanford Law Review*. 21 (3): 548 - 643.

Power, Michael. 1997. *The Audit Society: Rituals of Verification*. Oxford: Oxford University Press.

Richard, B. Stewart. 1983. "Regulation in a Liberal State: The Role of Non-Commodity Values." *Yale Law Journal*. 92: 1537 - 90.

Roosevelt, Franklin D. 1932. "Speech Accepting the Nomination for the Presidency." In *The Public Papers and Addresses of Franklin D. Roosevelt*. 657 (1938).

Rothstein, H. 2003. "Neglected Risk Regulation: the Institutional Attenuation Phenomenon." *Health, Risk and Society*. 5 (1): 85 - 103.

Richards, Ellen. 1906. *Food Materials and Their Adulterations*. Boston:

Whitcomb & Barrows.

Russel, Charles. E. 1905. *Biggest of Trusts: The Greatest Trust in the World.* The Ridgway-Thayer Company.

Salamon, Lester M. and Michael. S. Lund. 1989. *Beyond Privatization: The Tools of Government Action.* Urban Institute Press.

Sargeson, Sally & Jian Zhang. 1999. "Reassessing the Role of the Local State: A Case Study of Local Government Interventions in Property Rights Reform in a Hangzhou District." *The China Journal.* 42: 77–99.

Scholz, John T. 1991. "Coperative regulatory enforcement and the politics of administrative effectiveness." *American Political Science Review.* 85: 115–36.

Schofield, R. & ShaouL, J. 2000. "Food Safety Regulation and the Conflict of Interest." *Public Administration.* 78 (3): 531–554.

Scott, Andrew M. 1959. "The Progressive Era in Perspective." *The Journal of Politics.* 21: 685–701.

Shleifer, Andrei and Robert W. Vishny. 1993. "Corruption." *The Quarterly Journal of Economics.* 108 (3): 599–617.

Shleifer, Andrei. 2005. "Understanding Regulation." *European Financial Management.* Vol. 11 (4): 439–451.

Shue, Vivienne. 1995. "State Sprawl: The Regulatory State and Social Life in a Small Chinese City." In Deborah Davis, Barry Naughton, Elizabeth Perry & Richard Kraus. Eds., *Urban Spaces in Contemporary China: The Potential for Autonomy and Community in Post-Mao China.* New York: Cambridge University Press.

Skocpol, Theda. 1992. *Protecting Soldiers and Mothers.* Cambridge: Harvard University Press.

Skowronek, Stephen. 1982. *Building a New American State: The Expansion of National Administration Capacities*, 1877–1920, Cambridge University Press.

Squire, L., & Van der Tak, H. G. 1975. *Economic Project Analysis.* Baltimore: Johns Hopkins University Press.

Stewart, Richard B. 1975. "The Reformation of Amercian administrative Law." *Harvard Law Review.* Vol. 88: 1671 – 1676.

Stigler, George J. 1961. "The Economics of Information." *Journal of Political Economy.* 69 (3): 213 – 225.

Stigler, George J. 1971. "The Theory of Economic Regulation." *Bell Journal of Economics and Management Science.* 2: 3 – 21.

Strasser, Susan. 1989. *Satisfactions Guaranteed: The Making of the American Mass Market.* Pantheon Books.

Sustein, C. R. 1990. "Paradoxes of The Regulatory State." *University of Chicago Law Review.* 57: 407 – 441.

Tam, Weikeung & Dali Yang. 2005. "Food Safety and the Development of Regulatory Institutions in China." *Asian Perspectives.* 29 (4): 5 – 36.

Tanner, Murray S. & Eric Green. 2007. "Principals and Secret Agents: Central versus Local Control Over Policing and Obstacles to 'Rule of Law' in China." *The China Quarterly.* 191: 644 – 670.

Taylor, Eunice. 1998. "Securing public Health through the Application of Haccp." National conference of Australian Iustitute of Environmentel Health, Environmental Health... Paradise in Focus, Challenges and Risks. Queensaland: AIEH.

Thatcher, M. & Stone Sweet, A. 2002. "Theory and Practice of Delegation to Non-majoritarian Institutions." In M. Thatcher and A. Stone Sweet (eds.), "The Politics of Delegation: Non-majoritarian Institutions in Europe." *West European Politics.* 25 (1).

Tirole, Jean. 1994. "The Internal Organization of Government." *Oxford Economic Papers.* 46: 1 – 29.

Vogel, Steven K. 1998. *Freer Markets, More Rules: Regulatory Reform in Advanced Industrial Countries.* Ithaca: Cornell University Press.

Walby, Sylvia. 1999. "The New Regulatory State: the Social Powers of the European Union." *British Journal of Sociology.* 50 (1): 118 – 140.

Waldner, David. 1999. *State Building and Late Development.* Ithaca, New

York: Cornell University Press.

Walker, Francis. 1906. "The Beef Trust and the United States Government." *The Economic Journal*. 16 (64): 491 – 514.

Wang, Shaoguang. 2006. "Regulating Death at Coalmines: changing mode of governance in China." *Journal of Contemporary China*. 15 (1).

Ward, W. & Deren, B. 1991. *The Economics of Project Analysis*. Washington, DC: World Bank.

Wedeman, Andrew. 1997. "Stealing from the Farmers: Institutional Corrution and the 1992 IOU Crisis." *The China Quarterly*. 152: 805 – 831.

Wiebe, Robert H. 1967. *The Search for Order: 1877 – 1922*. Hill and Wang.

Williams, W. 1961. *The Contours of American History*. World Publishing Company.

Wilson, James Q. 1989. *Bureaucracy: What Government Agencies Do and Why They Do It*. Basic Books.

Wilson, Woodrow. 1913. *The New Freedom*. New York: Doubleday, Page and Company.

Wood, Donna J. 1985. "The Strategic Use of Public Policy: Business Support for the 1906 Food and Drug Act." *Business History Review*. 59: 403 – 432.

Wright, Tim. 2007. "State Capacity in Contemporary China: Closing the Pits and Reducing Coal Production." *Journal of Contemporary China*. 16 (2).

Yang, Dali. 2001. "Rationalizing the Chinese State: The Political Economy of Government Reform." In Chien-min Chao & Bruce J. Dickson Eds., *Remaking the Chinese State: Strategies, Society, and Security*. London: Routledge.

Yang, Dali. 2004. *Remaking the Chinese Leviathan: Market Transition and the Politics of Governance in China*. Standford: Standford University Press.

Young, James Harvey. 1989. *Pure Food: Securing the Federal Food and Drugs Act of 1906*. Princeton University Press.

附录：主要食品监管部门的监管方式

（一）生产加工环节的监管

以广东省为例，质监部门对生产加工环节的监管主要从以下六个方面着手：

1. 食品生产许可制度

根据《工业产品生产许可证管理条例》，对于具备基本生产条件、能够保证食品质量安全的企业，发放《食品生产许可证》，准予生产获证范围内的产品；未取得《食品生产许可证》的企业不准生产相关食品。食品生产加工企业必须满足国家质检总局制定的《食品生产加工企业质量安全市场准入审查通则》和各类食品质量安全市场准入的实施细则规定要求，才能获得生产许可。生产必备条件包括环境条件、生产设备要求、原辅材料要求、生产加工要求、产品标准要求、人员要求、检验要求、包装和标识要求、储运要求以及质量管理要求等十个方面。质监部门对实施食品生产许可，按照上述十个方面的技术规范要求对食品生产加工企业进行全面审查。

2. 食品质量抽查制度

根据《产品质量法》，各级质监部门对食品生产加工企业实施产品质量抽查。主要有两种方式：一种是定期抽查，根据食品的特点和企业的情况，设定抽检周期，一般是每个企业一个季度抽查一次，重点企业一个月抽查一次；另一种是突击性的抽查，针对一些食品安全风险信息，包括消费者投诉、媒体披露等渠道反映的质量问题，有针对性地实施抽检。

对抽查不合格的企业，采取相应的后处理措施：责令整改，整改后进行复查，复查不合格的，吊销生产许可证；对存在严重违法行为的，实施执法查处，并给予行政处罚。同时，对情节严重或屡次抽查不合格的，将不合格企业名单向社会进行曝光。

3. 建立企业动态质量档案

按照一企一档的方式，建立食品生产加工企业质量档案，包括企业的基本情况、生产状况以及产品质量监督情况等信息。根据日常检查的情况，对食品生产加工企业的档案信息进行及时更新，动态掌握企业的质量状况。

4. 食品企业巡查

为达到加强日常监管，促进企业及时改正存在问题的目的，各级质监部门建立了巡查队伍，对食品生产加工企业实行定期巡查。根据企业的生产规模和质量安全状况，实行分级管理的方式。对上规模的、工业化水平较高的企业，每年巡查一次；对有一定规模、质量较为稳定的企业，每半年巡查一次；对小型企业、质量控制水平较低的，每季度巡查一次；对质量不稳定或出现过质量违法问题的、高风险的企业，每月巡查一次。各地质监部门根据本地区的实际情况，可相应调整各类企业的巡查频次。

5. 辖区政府回访

为争取地方政府的支持和重视，各级质监部门建立了食品生产加工企业辖区回访制度，定期和地方政府互通食品安全监管信息。政府回访工作是一个双向的信息交流过程，质监部门向基层政府组织通报食品生产加工的质量安全状况，基层政府组织将本地区存在的问题反映给质监部门，协调研究具体对策。比如，广东省各地质监部门在2008年就通过辖区政府回访发现新设立的食品生产企业153个，获得食品企业违法线索172条。

6. 查处食品违法生产行为

依据法律法规的授权,对各类食品违法加工行为进行查处。包括生产加工不符合保障人体健康和人身、财产安全的国家标准、行业标准食品的违法行为;在食品加工中掺杂、掺假、以假充真、以次充好、或者以不合格品冒充合格品的违法行为;篡改食品生产日期和保质期、假冒质量标识等违法行为。

(二)流通环节的监管

以广东省为例,工商部门对食品流通环节的监管主要从四个方面着手:

1. 实施市场准入制度

根据《食品流通许可证管理办法》规定,在流通环节从事食品经营的,应当依法取得食品流通许可。食品经营者应当在依法取得《食品流通许可证》后,向有登记管辖权的工商行政管理机关申请办理工商登记,再申办营业执照。未取得《食品流通许可证》和营业执照,不得从事食品经营。根据《广东工商行政管理局关于食品流通许可证核发管理的若干规定》,申请领取《食品流通许可证》,应当符合食品安全标准,并符合食品经营场所,经营设备或者设施,从业人员,经营制度,设备布局和工艺流程等方面的要求,并提交相关材料。工商行政管理机关对实施食品流通许可,依据《食品安全法》和《食品流通许可证管理办法》对申请材料进行全面审查,必要时,可以按照法定的权限与程序,对其经营场所进行现场核查并填写《食品流通许可现场核查表》。

其中对提出申请食品流通许可证的食品经营企业,在经营制度这一方面的审核,包括食品产销挂钩协议准入管理、进货查验、索证索票、进货台账、食品质量自检、食品退市等一系列的制度。由于市场准入制度以"坚持标准,严格准入,开放市场,强制退出"的思想,市场的进入不是一劳永逸的,对这些准入制度的督促实施实际上也贯穿了流通环节监管的始终。(1)食品产销挂钩协议准入管理制度。工商部门要求辖区内农贸市场、食品批发市场和超市、商场,围绕粮食、蔬菜、豆制品、水产等重点食品,与优质农产品生产基地、食品质量合格的生产厂家签订协议建立产销挂钩关系，明确食品质量安全责任，建立准入、退出机制，并将签订后的协议报属地工商所备案。市场开办者应做好供货方的主体资格和产品质量证明的审查把关工作，并为食品经营业户履行产销挂钩协议提供必要的条件。（2）食品进货查验、索证索票、登记备案制度。食品进货查验、索证索票、登记备案制度是对食品安全准入制度的进一步完善。工商部门引导和督促食品经营者建立、健全经营档案，执行进货查验、索证索票制度，建立购销台账。同时，要求食品批发市场、经销食品的商场（超市）建立电子台账，并联入工商局食品安全监管系统，进行食品信息备案统一印制销售凭证给场内经营者使用，要使用电脑打印出具销售凭证。（3）食品质量自检制度。工商部门引导有条件的大中型食品经营企业配备必要的食品检测设备和专业技术人员，或委托符合法定资质的食品检验机构对所经营的食品进行定期或不定期的抽检。督促食品经营企业以消费者投诉、举报多或销售量大的食品品种为重点，加大自行抽检或送检的力度，严把食品质量入市关。（4）食品退市制度。根据《流通环节食品安全监督管理办法》规定，食品经营者应当建立并执行食品退市制度。食品经营者发现其经营的食品不符合食品安全标准，应当立即停止经营，下架单独存放，通知相关生产经营者和消费者，并记录停止经营和通知情况，将有关情况报告辖区工商行政管理机关

2. 食品安全监督检查

工商部门主要依据《食品市场质量监管制度》、《食品市场分类监管制度》、《食品市场巡查监管制度》和《食品抽样检验工作制度》等制度对食品安全进行监督检查。监督检查的内容包括监督食品经营者履行食品进货查验义务和批发记录义务，引导食品经营者采用和创新食品安全管理手段和方式，依法监督检查食品市场开办者履行义务和食品经营者的自律情况等。通过分类监管手段，根据商场、超市、批发企业、批发市场、集贸市场、食品店等不同的食品经营场所和特点，有针对性地采取分类监管措施，明确对各类食品经营主体的监管重点、监管方式，切实提高监管效能。其中主要的监管方式包括日常巡查、专项检查和食品质量监测。其中食品市场巡查是工商行政管理机关加强流通环节食品安

全日常监管的重要方式。通过制定巡查计划，突出巡查重点，完善巡查方式，增加巡查频次，提高巡查效率，层层落实巡查监管责任，严格监督检查食品经营者的主体资格、食品质量、经营行为和食品经营者自律的法定责任和义务。突出对主体资格、经销食品、包装标识、商标广告和装潢、市场开办者责任、经营者自律情况等六项重点加强食品市场巡查。专项检查制度是指在一定的时间段内集中人力和物力，检查的内容除巡查的基本内容外，主要是对与广大人民群众生活密切相关、消费者投诉多的食品，节日食品和季节性食品开展重点品种专项执法检查，对存在问题的重点局部区域的有针对性地检查，并采取具体措施进行治理整顿。发现轻微违法行为及时进行警示和责令改正，严重违法行为按照行政处罚程序的规定进行立案查处。食品质量监测工作指对食品进行的抽查。一些工商所已经在根据自身经济条件，配备快速检测设备如快速检测车、检测箱等，对流通环节的食品进行定期或不定期的经常性抽样检验，强化对抽样检验结果的综合分析和运用，依法报告和发布抽样检验信息，及时发现和查处不合格食品。

3. 对食品广告进行监管

根据《广告法》、《食品安全法》、《食品广告监监管度》等有关法律法规的规定，工商行政管理机关依法严格监管食品广告，严厉打击发布虚假违法食品广告行为，如对含有虚假、夸大内容的食品广告，涉及宣传疾病预防，治疗功能的广告，以新闻形式发布保健食品广告，含有食品安全监督管理部门或者承担食品检验职责的机构、食品行业协会、消费者协会推荐内容的食品广告等行为进行查处。具体对食品广告监管活动主要包括如下方面：对食品广告活动的监管；指导广告发布者、广告经营者落实食品广告的审查责任；加强食品广告的监测预警和动态监管；对食品安全事件涉及的广告以及需立案调查的涉嫌虚假违法食品广告，迅速果断处置，暂停其有关食品广告的发布；建立食品广告案件查办、移送、通报工作制度；加强食品广告案件的督办和监督检查；加强对食品广告活动主体的监督管理，落实食品广告市场退出机制。

4. 查处食品流通违法行为

依据《中华人民共和国食品安全法》、《中华人民共和国产品质量法》、《中华人民共和国广告法》、《流通领域商品质量监测办法》、《国务院关于加强食品等产品安全监督管理的特别规定》和《流通环节食品安全监督管理办法》等,工商行政管理机关对各种食品违法流通行为进行查处,如制售假冒伪劣食品、无证无照生产经营食品、经销不合格食品和有毒有害食品、食品中使用非食品添加剂、虚假食品广告、商标侵权和食品的假包装、假标识、假商标印刷品等违法行为等。对违反相关法律规定的食品经营者,给予警告、责令改正、停止销售,并处罚款,拒不改正的,情节严重的,没收违法所得、违法经营的食品和用于违法经营的工具、设备、原料等物品,以及吊销许可证和营业执照,构成犯罪的,依法追究刑事责任。

(三) 消费环节的监管

由于消费环节以前由卫生监督所负责,目前正在与食品药品监督管理局进行交接中,基层的食品药品监督管理局尚未全面接管,因此,此部分仍以卫生监督所为例进行介绍。卫生监管所对食品的监管主要体现在发放卫生许可证以及对公共场所、生活饮用水、学校卫生监督。具体而言:①

1. 食品卫生许可。食品生产经营者应持有食品卫生许可证,并按核准的范围生产经营食品。根据《食品卫生法》第 27 条规定,食品生产经营企业和食品摊贩,必须先取得食品卫生行政部门发放的卫生许可证方可向工商行政管理部门申请登记,未取得卫生许可证的,不得从事食品生产经营活动。除此以外,卫生部门进行食品卫生许可的依据还有《保健食品管理办法》、《新资源食品管理办法》、《食品添加剂卫生管理办法》、《食品企业通用卫生规范》等系列法规、规章等。在卫生部的要求下,卫生监督也开始对食品生产经营单位进行预防性卫生审查,包括选址、设计以及竣工验收等环节,以及推行食品卫生监督量化分级管理,完善餐饮消费单位的原材料台账登记、索证索票等制度。

2. 依法开展食品卫生监督。这包括对食品生产经营单位进行的现场

---

① 根据食品卫生监督工作规范整理。

监督检查和资料监督检查,对食品添加剂、包装材料生产、经营、使用进行的卫生监督。

3. 食品卫生监督抽检采样,对违反法律、法规、规章的,生产经营不合格食品的案件进行调查并提出行政处罚意见。根据卫生部的要求,按照风险管理的原则,加强对重点食品的抽检、抽样方面,省级卫生监督机构每年不少于500件,地(市)级卫生监督机构每年不少于300件,县级卫生监督机构每年不少于200件。

4. 食品从业人员卫生管理。主要包括对食品生产经营单位组织从业人员进行健康体检的执行情况和健康体检不合格人员的调离情况实施监督管理,制订食品从业人员食品卫生知识培训工作计划和要求,协助开展培训,组织食品生产经营单位负责人和卫生管理人员考试;协助卫生行政部门对承担食品从业人员健康检查的医疗卫生机构进行质量控制、技术考核;组织建立食品从业人员健康检查和卫生知识培训档案。

5. 食物中毒、食源性疾患的调查处理。总结、统计分析辖区内食物中毒和食源性疾患发生情况,上报相关部门,并提出相应的预防、控制措施,对食物中毒和食源性疾患事故进行调查处理。

6. 重大活动食品卫生监督。根据当地政府下达的任务,针对重大活动特点和具体情况,制定重大活动食品卫生监督工作计划和方案、制定重大活动卫生监督工作的实施方案和突发事件处理预案;执行和落实重大活动公共卫生监督工作实施方案,做好接待单位的食品卫生法律、法规、规章及卫生防范技术措施的宣传培训和监督工作;负责对接待单位的食品卫生监督和抽检工作;负责相关活动指定的食品的卫生审查、确认;必要时,派食品卫生监督员进驻接等单位;执行规定的报告制度,负责食品卫生突发事件的现场调查处理工作等。

7. 推行食品生产经营单位 GMP、HACCP 体系管理。

8. 食品卫生行政处罚,根据《食品卫生法》、《卫生行政处罚程序》、《食品卫生行政处罚办法》对违反有关法律、法规、规章的行为实施行政处罚。

9. 食品卫生档案管理,包括食品生产经营单位许可档案、食品产品许可档案、食品卫生监督抽样档案、食品卫生行政处罚档案、食物中毒档案、食品从业人员体检、培训档案、食品卫生法规档案、食品卫生标准档案、食品卫生大事记档案。

(四) 源头的管理：农产品质量安全

农业部门负责源头的监管，主要是农产品的质量安全，包括制定和完善农业标准化、农产品质量安全检测机构资质认定、农产品质量安全监测、农产品包装与标识、农产品产地安全管理、农产品生产档案管理、农产品市场准入管理、农业投入品安全使用、农业投入品监督抽查结果公布、快速检测方法认定、农产品质量安全信息发布、农产品质量安全责任追究等相关办法等。据统计，农业部门可以核发的行政许可包括农作物种子生产许可证、农作物种子经营许可证、化学危险品性质的农药经营许可、农业植物检疫证书、农业植物繁育基地产地检疫。行政处罚方面，农业部门共拥有约30多项行政处罚权，包括生产、经营假、劣种子，种子经营者在异地设立分支机构未按规定备案等。根据《中华人民共和国广告法》，农业部还可以对农药广告进行审查。

对农业部门在食品安全监管方面的主要工作，可以从2010年1月22日至23日，全国农产品质量安全监管工作会议上农业部陈晓华副部长的讲话中看到，农业部门在食品安全监管方面主要从以下四个方面着手：

1. 开展农产品质量安全整治行动。一要着力解决突出问题。要通过强化市场准入、检测检验、查处曝光、督导检查、指导服务等综合措施，着力解决禁用农兽药、生猪瘦肉精、水产品孔雀石绿及硝基呋喃等突出问题。要以农药、兽药、饲料和饲料添加剂、水产苗种、种子、肥料等投入品为重点，全面开展农资生产经营主体清理整顿，强化农资产品质量监督抽查，深入推进农资打假专项治理。二要加强应急处置。要完善应急预案，健全应急制度，完善监测预警和风险评估机制，加强舆情监测和应急队伍建设，提高应急处置能力和风险防范能力。要强化信息沟通与新闻宣传，做好突发事件和突出问题报告，加大正面宣传力度，坚决打击制造不实信息的行为。三要探索长效机制。要加强部内外协作，抓紧建立健全协调配合、检打联动、监测预警和应急处置机制。要加快推进产地准出与市场准入制度，加强宣传教育，推进诚信体系建设，落实好生产经营企业的第一责任。

2. 推进农业标准化。一要大规模开展标准化创建活动。要以蔬菜、水果、茶叶、畜产品和水产品等"菜篮子"产品为重点，落实好基地建设、投入品使用、生产记录、产品检测、质量追溯等管理制度，抓紧创建一批标准化生产基地和标准化示范县。二是抓紧标准制修订工作。部里要以农兽药残留标准为重点，省里要以保障农产品质量安全的生产技术规范和操作规程为重点，加快构建统一、科学、合理的农产品质量安全标准体系，加强标准的宣传培训。三要抓好农产品认证工作。要大力发展"三品一标"，强化技术支撑能力建设，加大认证审核和证后监管工作力度，规范包装标识，鼓励建立可追溯平台。要大力扶持和引导农民专业合作社开展"三品一标"认证，以此提高其内部管理水平。

3. 加强检验检测和执法工作。一要强化监测工作。要加大监测力度，组织好全年四次例行监测和一次普查。要突出监测重点，部里要以例行监测为主，省里以监督抽查为重点，市、县以基地、生产企业和农民专业合作社为重点实施监测抽查。要加强预警分析，启用全国农产品质量安全监测信息平台，整合监测资源，强化监测结果信息报送与共享。二要加强执法工作。要全面履行法定职责，继续整合执法资源，强化农业部门的执法队伍建设和能力建设，把农产品质量安全作为农业综合执法的重要内容，大力推进农产品质量安全执法。要强化执法监管机构与检验检测机构间的协调配合，健全联动机制，加大执法查处力度。

4. 加强体系建设。一要推动监管体系建设。省级监管机构要力争在年底前全部建立，市县级监管机构要力争在2012年前基本建立，乡镇机构建设要纳入农技推广体系建设中。二要强化检测体系建设。要抓紧实施农产品质量安全检验检测体系建设规划，切实抓好项目实施工作，发挥好质检机构在监管执法中的作用。三要强化能力建设。要进一步强化培训指导，加强质检机构资质考核工作，建立健全专家队伍，强化技术研发，争取更多的支持和投入，切实提高监管能力、检测能力、技术支撑能力，落实条件保障。

后 记

本书的撰写，历经了几年时间。2006 年，我开始关注食品安全，当时到各地访谈时，焦点是安徽阜阳劣质奶粉，2008 年回国后再继续访谈时，焦点成为三聚氰胺。尽管我的研究得到关注，但是我的心态非常沉重。这种心情随着儿子的出生日益更甚。作为一个妈妈，我关注奶粉安全；作为一个研究人员，我为中国基层监管人员的无奈而心焦。

有太多的人要感谢。谢谢儿子刘家睿，让我的生命变得精彩，让我有了更多的动力去研究监管，尽管我经常会在多陪儿子一会儿还是把时间花在调研、读书和写作上挣扎。谢谢我的 MPA 学生们，这些来自各基层监管部门的执法人员，年青、有朝气、积极向上，但是无奈、困惑、迷茫，和他们的每一次交谈，让我对中国的监管过程产生更深入的认识。这些学生们每每和我述及其工作中的艰难与苦恼，让我对这种监管体制多一层好奇，是他们让我能够走出对政府的简单指责和批评，从而走进去看到更深层次的东西。谢谢为我的调研提供便利的朋友们，食品安全监管牵涉的面广，这给调研带来相当大的难度，正是因为有这些天南海北的朋友给我提供无私的帮助，才使调研得以顺利进行。更要感谢那些接受我的访谈的朋友们，他们毫无保留地将自己多年工作的感言向我和盘托出，让我每每为自己的无知和浅陋而无地自容，也为他们的真诚而备受激励。事实上，随着调研的深入，我越来越发现自己更多的起到的是一个沟通者的作用，将我作为普通公民的心理、监管部门的考虑、甚至是地方政府的想法、商家的观点与访谈对象进行沟通，这种沟通中产生许多火花，也产生许多碰撞。中国是这么大的一个国家，食品监管牵涉到这么多的部门，这种部门和部门之间、地方和地方之间的沟通实在是太少了。

本书的完稿只能说是一个开始，是我的探索之旅的一个初步成果。在这一探索过程中的一些思考，已经陆续在一些学术刊物上发表，感谢评审过我文章的匿名审稿人，尽管我不知道他们是谁，但是他们提供的敏锐、深刻的批评和修改意见推动着我进一步发展和充实自己的观点。本书的最后成稿，无疑得益于这些思考。

最后，也是最重要的，欢迎读者就本书涉及的相关问题和我进行探讨。我的邮箱是 liuyp@ mail. sysu. edu. cn。我相信，在这样一个风险社会里，我们每一个人都有资格也有能力就食品安全风险发表自己的意见。而我也坚信，参与这样的对话和交流，甚至是促进这样的对话和交流，是学者的重要使命。食品安全，需要我们共同的努力，这将是解决我们共同面对的食品风险的希望之所在。

刘亚平
2010 年 12 月于广州大塘

图书在版编目(CIP)数据

走向监管国家:以食品安全为例/刘亚平著.
—北京:中央编译出版社,2011.5
(中山大学公共行政学丛书)
ISBN 978-7-5117-0860-1

Ⅰ.①走…
Ⅱ.①刘…
Ⅲ.①食品安全-监督管理-研究-中国
Ⅳ.①R155.5

中国版本图书馆 CIP 数据核字(2011)第 075232 号

走向监管国家:以食品安全为例

出 版 人	和 龑
责任编辑	贾宇琰
责任印制	尹 珺
出版发行	中央编译出版社
地　　址	北京西单西斜街 36 号(100032)
电　　话	(010)66509360(总编室)　(010)66509350(编辑室)
	(010)66161011(团购部)　(010)66130345(网络销售)
	(010)66509364(发行部)　(010)66509618(读者服务部)
网　　址	www.cctpbook.com
经　　销	全国新华书店
印　　刷	北京瑞哲印刷厂
开　　本	787 毫米 × 960 毫米　1/16
字　　数	205 千字
印　　张	14
版　　次	2011 年 5 月第 1 版第 1 次印刷
定　　价	49.00 元

本社常年法律顾问:北京大成律师事务所首席顾问律师　鲁哈达
凡有印装质量问题,本社负责调换。电话:(010)66509618